Pan Pacific Clinical Practice Guideline for the Prevention and Management of Pressure Injury

泛太平洋地区压力性损伤的防治临床实践指南

（中文版）

主译　霍孝蓉

东南大学出版社
SOUTHEAST UNIVERSITY PRESS
南京 · 2014

图书在版编目（CIP）数据

泛太平洋地区压力性损伤的防治临床实践指南 ／ 霍
孝蓉主译. —南京：东南大学出版社，2014.6
ISBN 978-7-5641-5048-8

Ⅰ. ①泛… Ⅱ. ①霍… Ⅲ. ①损伤—防治 Ⅳ.
① R641

中国版本图书馆CIP数据核字（2014）第134464号

泛太平洋地区压力性损伤的防治临床实践指南

主　　译	霍孝蓉
责任编辑	张　慧
出版发行	东南大学出版社
社　　址	南京市玄武区四牌楼 2 号　（邮编：210096）
出版人	江建中
经　　销	全国各地新华书店
印　　刷	南京精艺印刷有限公司

开　　本	700 mm × 1000 mm　1/16
印　　张	10.5
字　　数	223千
版　　次	2014年6月第 1 版
印　　次	2014年6月第 1 次印刷
书　　号	ISBN 978-7-5641-5048-8
定　　价	50.00元

（本社图书若有印装质量问题，请直接与营销部联系，电话：025-83791830）

主　译：霍孝蓉

副主译：沈　媛　吴　玲

译　者：（按姓氏笔画排名）

王玲燕　王　莹　仇晓溪　邓益君　龙小芳　刘永彬　刘佐嘉　刘　莉

羊丽芳　孙翠华　杜永红　李华珠　李会娟　李如月　李晓静　李菊云

李静如　吴　玲　吴觉敏　吴唯勤　吴　燕　沈　媛　张宜南　张　薇

陈　劼　陈慕英　罗小明　赵　静　柏素萍　袁宝芳　贾　静　钱惠玉

倪静玉　徐亚娟　翁亚娟　黄嘉慧　曹松梅　葛云霞　韩迎慧　程　芳

温燕萍　霍孝蓉　戴晓冬

专家申稿组：王玲燕（广州）　龙小芳（广州）　李会娟（北京）　李晓静（上海）

沈　媛（南京）　陈慕英（香港）　罗小明（香港）

回　译　者：罗小明（香港）

顾　　　问：张镇静

泛太平洋地区压力性损伤防治临床实践指南（2012）

澳大利亚伤口管理协会（Australian Wound Management Association）、新西兰伤口护理协会（New Zealand Wound Care Society）、香港造瘘治疗师学会（Hong Kong Enterostomal Therapists Association）、新加坡伤口康复协会（Wound Healing Society，Singapore）联合出版

如中英文版本有任何歧义，概以英文版本为准

建议引用格式：

Australian Wound Management Association. Pan Pacific Clinical Practice Guideline for the Prevention and Management of Pressure Injury. Cambridge Media Osborne Park, WA: 2012.

联系方式：

The Australian Wound Management Association at secretary@awma.com.au

序

当我拿到这份英文书稿时，最关注的是"Pressure Injury"（压力性损伤）这个词组，它更加准确地描述了压力引致的皮肤问题。我们已经摒弃了"Bedsore"（褥疮）这个概念，因为它过于局限了压力因素。而从最新发布的损伤分期来看，一期损伤皮肤是完整的，而不是"Ulcers"（溃疡），所以现在我们惯于使用的"Pressure Ulcers"（压力性溃疡/压疮）一词也具有相当的局限性，"Injury"（损伤）一词则显得更加科学严谨。

本书另一个吸引我的是，来自澳大利亚、新西兰、中国香港、新加坡等国家和地区伤口领域专家运用循证学方法汇聚了泛太平洋地区关于压力性损伤的风险评估、预防、治疗临床实践指南，各种量表、工具、敷料、方法一应俱全。充分体现了护理学科由原来的带有较多的主观性、经验性而转向科学性、专业性。

我们十分荣幸地获得了本书的翻译权，若获至宝，也倍加珍惜。江苏的 ET 团队是个充满活力和战斗力的团队，她们齐心协力，攻克难关，很好地完成了任务。在翻译过程中也获得了来自香港、北京、上海等地伤口护理专家的大力支持，感谢她们无私的奉献。

相信本书将为我们开放一个"Supper Market"（超市），它指引伤口护士在评估患者个性特征的基础上，挑选更加适合患者的防治方案，相信她能成为江苏乃至全国同行的一本很好的临床参考书。

2014 年 4 月

目　录

1 前言

尽管压力性损伤（pressure injuries，PI）被普遍认为是可以预防的不良事件，但其仍然是所有医疗卫生机构面临的一大难题。PI 不仅带来巨大的经济压力（卫生服务机构和患者），同时伴随着发病率与死亡率上升、疼痛、不舒适、活动能力下降、自理能力丧失、社会孤立以及丧失工作能力等明显的社会成本消耗。作为卫生专业人员，以上这些因素都值得我们关注。[1]

澳大利亚伤口管理协会联合其在新西兰、新加坡和中国香港的合作伙伴共同致力于开发和宣传 PI 防治指南，旨在使 PI 的预防、评估和治疗得以最优化。本指南呈现了最佳的可利用依据以及简便易行的卫生专业人员临床决策过程。本指南由国际化、多学科的专家团队开发而成，全面回顾了 2011 年 8 月之前澳大利亚、新西兰、中国香港、新加坡以及泛太平洋其他地区的 PI 预防、评估和治疗的循证依据，旨在为临床护理决策提供信息，且相关信息是基于撰稿之时最佳的可利用依据。本指南能够为卫生专业人员提供建议，指导其为不同年龄段、处于不同医疗机构的各类患者提供高质量的护理，包括急性期护理、急性后期护理、社区护理和长期照顾等。本指南并非强制性规章。

压力性损伤的管理需要多学科的合作。此书是以指导恰当的临床实践为目的的综合性指南，应由具有相关资质的卫生专业人员根据对每个个案的临床判断，并结合患者的个体喜好以及可利用的资源来具体实施。本指南应该遵循保护、参与和合作的原则，在尊重患者的文化背景及安全的环境下实施。

1.1 致谢

本指南承蒙 AWMA 赞助，并由 AWMA 专家和来自澳大利亚、新西兰、新加坡和香港的多学科专家提供建议。本指南的指导委员会拥有全部的编辑自主权。

以下的专家成员参与了文献的评价和指南推荐的研讨过程：

1.1.1　指南发展指导委员会

Australia

Keryln Carville (Chair), Adj. Professor; RN; STN(Cred); PhD

Judith Barker, Nurse Practitioner (Wound Mmt); RN; NP; STN; MN(NP); BHlthSc (Nurs)

Sean Fitzgerald, Consumer Representative

Emily Haesler, Methodologist, Academic Researcher; BN, PGradDip(AdvNsg)

Judith Manning, Clinical Nurse (Wound MMt); RN; MA; BEd.

William McGuiness, AWMA President; Assoc. Professor; RN; PhD; MNS; BN; DipT

Tracy Nowicki, Clinical Nurse Consultant; RN

Jenny Prentice, RN; PhD

Robyn Rayner, Clinical Nurse (Wound Mmt); RN; M Wound Care; PGrad Health Admin; BSci(Nursing);

Jan Rice, Clinical Nurse Educator RN; M Wound Care; MRCNA; Cert. Plastic & Reconstructive Surgery;

FAWMA

Michael Woodward, Assoc. Professor; MB; BS; MD; FRACP

Catherine Young, Occupational Therapist; Wheelchair Seating Consultant; BAppSc (OT); Cert Family

Dynamics PU Prevention

Clarissa Young, Clinical Nurse Consultant (Wound Mmt); RN; MCN; MNS (NP)BN;

New Zealand

Pam Mitchell, Clinical Nurse Consultant (Wound Mmt); MN ; Dip N; PGDip WHTR (Wales);

Emil Schmidt, RN, BN Hon. PG cert. WCNS, MCNA (NZ)

Singapore

Susie Goh, RN, STN, PGrad Cert. Tissue Viability

Hong Kong

Susan Law, Advanced Practice Nurse (Wound MMt); RN; RM; MScN ; BScN; ET.

1.1.2 指南发展小组

Margo Asimus, Nurse Practitioner (Wound Mmt)

Elizabeth Abraham, Occupational Therapist

Judith Barker, Nurse Practitioner (Wound Mmt); RN; NP; MN(NP) BHlthSc (Nurs); STN.

Jennifer Byrnes, Nurse Practitioner (Wound Mmt); RN; NP; MN(NP) STN; DipHlthSc (Nurs); STN

Keryln Carville (Chair), Assoc. Professor; RN; STN(Cred); PhD

Kerrie Coleman, Nurse Practitioner Complex Wound Mmt; MNclinical (Wound Mmt) MN(Chronic Disease) BNSc DipApSc

Monique Covey, Clinical Dietitian; APD; BSc(Nutrition) Hons

Jenny Davenport, Clinical Nurse Educator; RN; STN(Cred); Cert. Advanced Wound Management. Cert IV in Training & Assessment

Sandy Dean, Nurse Consultant, RN; RM; MWoundCare (Mon); FAWMA

Ann Marie Dunk, Clinical Nurse Consultant (Wound Mmt); BHlthSc(Nurs)

Anne Gardner, Professor of Nursing; RN; PhD

Emily Haesler, Methodologist, Academic Researcher; BN, PGradDip(AdvNsg)

Debra Harcourt, Clinical Nurse (Wound Mmt), MHlthSci

Judith Manning, Clinical Nurse (Wound Mmt); RN; MA; BEd

Bernadette McNally, Clinical Nurse Consultant (Wound Mmt and Quality Coordination) MEd&Wk, MNurs(Advanced Practice)BN, Dip HSc, Grad Dip Nursing (Comm. Nurs)

Pam Mitchell, Clinical Nurse Consultant (Wound Mmt); MN Dip N; PGDip WHTR (Wales)

Pamela Morey, Nurse Practitioner; RN; STN; MN (NP); MRCNA

Wayne Naylor, Senior Analyst Palliative Care Council New Zealand; President NZWCC

Tracy Nowicki, Clinical Nurse Consultant; RN

Katrina Pace, Registered Dietitian NZRD, Bsc (Hons)

Rosalind Probert, Clinical Nurse Consultant (Stomal Therapy Wound Mmt); RN

Robyn Rayner, Clinical Nurse (Wound Mmt); RN; BSci(Nursing); PGrad Health Admin; M Wound Care

Jan Rice, Clinical Nurse Educator RN; M Wound Care; AMWA Cert. Plastic & Reconstructive Surgery; FAWMA.MRCNA

Kerri Roberts, Supervisory OT (Neurology&Rehab); MOT; BAppSc(OT); DipBusMmt

Emil Schmidt, RN, BN Hon. PG cert. WCNS, MCNA (NZ)

Maria Schollum, Clinical Nurse Specialist Wound Care, RN BN PG Dip Health

Science, Adv Nurs

Michael Woodward, Assoc. Professor; MB; BS; MD; FRACP

Jan Wright, Clinical Nurse Consultant (Wound Mmt); RN

Catherine Young, Occupational Therapist; Wheelchair Seating Consultant; BAppSci(OT); Cert Family Dynamics PU Prevention

Clarissa Young, Clinical Nurse Consultant (Wound Mmt); RN; MCN; MNS (NP), BN;

Seok Yee Toh, Clinical Dietitian; APD; MSc Nutrition and Dietetics.

1.1.3 文献回顾

指南发展指导委员会及发展小组成员对文献检索后所找到的相关研究进行了回顾。除此之外，还要感谢以下参与文献回顾的人员：

Debbie Blanchfield, Clinical Nurse Consultant (Wound Care); RN; M Wound Care

Jane Edwards, RN, BSc (Hons)

Diane Hishon, Wound Care Advisor; Ambulatory Nurse Educator; RN

Carol Tweed, Educational Consultant; MSc; BSc.

Sue Templeton, Nurse Practitioner (Wound Mmt); RN; BN; MNSci(NP)

1.2 通用缩略语

ABPI	踝肱压力指数
AWMA	澳大利亚伤口管理协会
AGREE	临床指南研究与评价系统
AS	澳大利亚标准
BWAT	Bates-Jensen 伤口评估工具
BMI	体质指数
BPUSRAS	皮肤烧伤压力性损伤风险评估表
CRP	C 反应蛋白
CALD	文化和语言的多样性
CBR	专家共识推荐意见
CI	置信区间
CRIES scale	CRIES 评估量表（哭泣；需要氧气以维持血氧饱和度＞95%；生命体征增快；表情；失眠评估量表）

DAA	澳大利亚营养师协会
EMLA	局部麻醉的低共熔混合物（恩纳）
EPUAP	欧洲压力性损伤咨询委员会
ETF	管饲
FLACC	FLACC 疼痛量表（面部、下肢、活动、哭泣、可安慰性）
FRS	Wong-Baker 面部疼痛评分量表
GIT	胃肠道
GM-CSF	巨噬细胞集落刺激因子
HBOT	高压氧疗
HRQOL	健康相关生活质量
IFD	压缩应力
ITT	治疗意向
kcal	千卡
kg	千克
LLLT	低强度激光治疗
m^3	立方米
MNA-SF	袖珍的营养评估简易表
N	数量（参与者）
Nb	注意
MHz	兆赫
NHMRC	国立卫生和医学研究委员会
MPQ	麦吉尔疼痛问卷
NNT	需要治疗的数量
NPUAP	全国压力性溃疡顾问小组（美国）
NSRAS	新生儿皮肤风险评估表
NS	没有统计学差异
NZ	新西兰

OR	比值比
PI/PIs	压力性损伤
PEMT	脉冲电磁疗法
PUSH Tool	压力性损伤愈合量表
P value (p)	概率值
pps	每秒脉冲数
PPV	阳性预测值
QALYs	质量调整寿命年
QI	质量改进
QOL	生活质量
r	样本相关系数
RCT	随机对照试验
RNAO	安大略省注册护士协会
RR	相对风险
RRR	相对风险降低
SCI	脊髓损伤
SIGN	苏格兰校际指南网络
SR	系统回顾
TBPI	趾肱压力指数
VAS	视觉仿真评分
WBP	伤口床准备
WHO	世界卫生组织
WMD	加权均衡差
WOCN	伤口造口失禁护士协会（美国）

主动支撑面	能够通过机械作用产生交替压力的一种有效支撑面，无论外加负荷存在与否都可以改变负荷分布特性，通常通过气囊内空气压力的周期性变化而改变，也称为交替压力支撑面或动态支撑面
空气流动面	一种被动性（持续低压）支撑面，通过称作陶瓷微球体的大量微小开口向上喷射恒温的柔和气流起到减压作用，例如 Clinitron™ 床
交替压力支撑面	能够通过机械作用生成交替压力的一种有效支撑面，无论外加负荷存在与否都可以改变负荷分布特性，通常通过气囊内空气压力的周期性变化而改变。也称为主动支撑面或动态支撑面
抗生素	全身或局部使用，能够有选择性地作用于细菌的某一种物质或化合物[2]
抗菌剂	包括抗生素、防腐剂和消毒剂。一种通过抑制微生物的生长或根除微生物来减少感染的物质[2]
自溶性清创	机体释放内源性蛋白水解酶和巨噬细胞来逐步降解坏死组织的选择性清创过程[2]
可褪性红斑	轻压下可以变白的皮肤红斑，深肤色人种可能难以察觉
生物合成皮肤替代物	来源于生物（人类或动物细胞）或合成的人造皮肤替代物
骨突	解剖上的骨性突起
压点陷入支撑面	当患者与被动型或主动型支撑面接触时，若其接触最深的部位无法得到有效的支撑以分散压力，那么患者就相当于坐在或躺在支撑面以下的病床或座椅部件之上
临床感染	细菌增殖超过了宿主的抵抗力，导致愈合过程中断、伤口损伤。伤口感染可引起宿主局部或全身的反应[3]
保守性锐器清创	运用手术刀、剪刀或其他锋利的消毒器械，无痛、不出血地去除疏松游离组织[2]
持续低压支撑面	通过紧贴患者增加体表接触面积以分散接触面压力的一种支撑面。有时也指被动支撑面或静态支撑面
清创	去除伤口或伤口周围的坏死或感染组织[2]
深部组织损伤	由于深部软组织损伤，导致局部皮肤变成紫色或褐紫红色，或表皮完整的皮肤变色，或呈现充血性水疱。完整的描述见章节 7.3[4]
泡沫密度	单位体积泡沫的重量，单位是 kg/m^3
敷料选择	使用结构化方法选择最适合伤口的敷料

动态支撑面	能够通过机械作用产生交替压力的一种有效支撑面，无论外加负荷存在与否都可以改变负荷分布特性，通常通过气囊内空气压力的周期性变化而改变。也称为主动支撑面或交替压力支撑面
电疗法	电疗法是指将电刺激作用于机体以促进伤口愈合或减轻疼痛的方法
肠内营养	当患者无法正常经口摄入食物或液体时，通过肠胃导管提供营养物质[5]
顺应性	指某一支撑面贴合躯体轮廓或者适应不规则区域的程度
酶学清创	使用含有蛋白酶的化学物质增强自溶性的伤口清创[2]
红斑	由于毛细血管的扩张或充血导致的皮肤变红，通常是炎症或感染的征象，深肤色人种可能难以察觉[1]
焦痂	皮革状棕色或黑色的坏死组织
外在因素	来源于机体以外的因素
摩擦力	摩擦力是指两个表面接触的物体相互运动时产生的机械力，在皮肤和接触面之间形成阻力[1, 4, 6]
生长因子	自然形成的刺激细胞生长的蛋白质或激素类物质
泡沫硬度	泡沫硬度是指其本身回弹及承受重量的能力，指将某种泡沫材料压缩到原有厚度的一定比例所需要的力度（单位用牛顿表示）
高规格泡沫床垫	这类床垫的密度及硬度、支撑性、厚度等特征都优于普通床垫。根据澳大利亚的标准（AS2281-1993）分为 H 型和 HR 型
水胶体	一种防水的黏性伤口敷料，含有羧甲基纤维素钠（NaCMC）及凝胶成分
高压氧疗	让患者在高于大气压的环境中吸入 100% 的纯氧
陷入	指某一支撑面能让患者陷入其中的程度
发生率	某一时间段内新发压力性损伤的高危患者所占的比例
原住民	原住民，例如澳洲土著居民和海岛居民，以及新西兰毛利居民
红外线治疗	运用红外光谱中的光线进行低能量激光治疗
内在因素	源于机体本身的因素
接触面压力	患者身体与接触面之间的压力
激光治疗	通过光子受激发射光放大释放电磁辐射的设备，激光（Laser）一词就是英文 Light Amplification by Stimulated Emission of Radiation（通过受激发射光放大）的首字母缩写
蛆虫清创	指将无菌的、绿头果蝇（丝光果蝇）的幼虫放进伤口，协助清创

Likert 量表	是一种广泛应用于问卷调查的，分阶、多项选择问题
透气性	接触面的透气性指通过气囊内空气的流动来调节皮肤的温湿度，包括衬垫、可更换床垫或整个床单位的性能
营养不良	营养不良是一个广义的术语，不仅仅是指营养不足，也可以指营养过剩。当机体摄入的热量或某些营养物质不足，或者由于疾病原因无法充分利用摄入的食物，不能满足生长发育或维持正常状态的需要时，就会发生营养不良。若摄入过多热量同样也会导致营养不良（营养过剩）[5]
机械性清创	通过机械方法清除坏死组织及残屑，包括低频超声、高压冲洗、水疗（涡流）以及湿至干敷料的应用等
医用蜂蜜	经过滤、伽马射线灭菌、符合严格的医疗卫生标准生产的蜂蜜
医用羊皮制品	指符合国际认证的澳大利亚 AS4480.1-1998 标准的羊皮制品
微环境	指皮肤与接触面之间皮肤或软组织的温度与湿度以及皮肤表面湿气[1]
潮湿	潮湿使上皮组织过度浸渍，从而改变了其在外压下的正常弹性，皮肤暴露的时间越长，影响越明显。体液过多、失禁、伤口渗液以及出汗都可能导致潮湿的发生
坏死组织	失活的组织
负压伤口治疗	运用控制好的负压辅助并加速伤口愈合。也称为真空辅助伤口愈合或局部负压治疗
不可褪性红斑	加压和去除压力时持续存在的皮肤红斑[1]
营养评估	对机体营养状态的整体评估
减压	去除皮肤表面压力
口服营养补剂	用于补充营养及热量的已加工的食物和软性饮料
衬垫	放置于持续低压支撑面或标准床垫之上的支撑面。衬垫既可以是静态的也可以是动态的装置
疼痛	本指南中，疼痛指的是与压力性损伤有关的不愉快的感觉和情绪体验，患者可能会用不同的词表述疼痛，包括不舒服，痛苦，以及剧烈疼痛等
患者	基于本指南的目的，患者指在任何医疗机构中接受健康评估、护理以及治疗的人
pH 值	用数字 0 ～ 14 表示的溶液的酸碱度，7 为中性液，＞ 7 为碱性液，＜ 7 为酸性液
期间患病率	某观察期间内特定人群中压力性损伤患者所占的比例
时点患病率	某一时间点上特定人群中压力性损伤患者所占的比例
体位安置	放置合适的体位以增进患者的舒适、安全和放松，预防肢体畸形，减少组织应变对皮肤的影响[4]

压力性损伤	骨隆突处的皮肤和（或）皮下组织在压力、剪切力和（或）摩擦力的单独或共同作用下产生的局限性损伤[4]
压力性损伤愈合评估量表	评估及监测压力性损伤状况的专业工具
压力性溃疡	见压力性损伤
压力再分配	某种支撑面促进骨隆突处浸入或贴合接触面，以减轻局部压力负荷的能力
患病率	某特定人群中压力性损伤患者所占的比例
脉冲电磁治疗	脉冲电磁治疗（PEMT）通常是将患者暴露于脉冲形式的磁场中
社会心理评估	对个体精神、生理、社会、情感、环境和文化等方面影响及健康状况的评估
反应性充血	机体局部受压引起组织缺血缺氧，压力解除后血液重新灌注引起的皮肤发红
被动支撑面	通过贴合患者增加体表接触面积，以重新分配接触面压力的一种支撑面，也称作持续低压支撑面或静态支撑面
信度	对某种测量工具测定的可重复性、稳定性和可靠性
变换体位／翻身	改变患者的体位以重新分布骨隆突处所承受的压力。翻身的频率取决于皮肤反应、支撑面特性以及患者的整体状况
风险评估量表	用于评估压力性损伤风险的正式的评估量表或评分
风险评估工具	见风险评估量表
坐垫	放置于座椅上用于重新分配压力的静态或动态垫子
皮肤评估	对皮肤的全面检查
剪切力	当机体有滑动趋势时，皮肤与接触面之间产生的阻止其滑动、相反方向的平行机械力。皮肤的外层（表皮和真皮）保持静止不动，而皮下深筋膜却随着骨关节移动，导致真皮和筋膜间的血管和淋巴系统受压变形，最终引起血栓和毛细血管闭塞[1, 6, 7]
窦道	组织坏死形成的从皮肤和（或）伤口开口处到组织深部的盲管
腐肉	潮湿柔软的坏死组织
特定床单元	由电动床和可更换床垫构成，有助于重新分配压力和翻身的床单元系统（例如：床和床垫共同作用）
I 期压力性损伤	压力性损伤表现为局部（通常发生在骨隆突处）皮肤完整，伴有压之不褪色的皮肤红斑，详见章节7.3[4]
II 期压力性损伤	真皮层部分缺失，为表浅的开放性伤口，伴有粉红色的伤口床，无腐肉，详见章节7.3[4]
III 期压力性损伤	全皮层缺失，皮下脂肪可能暴露，但骨骼、肌腱、肌肉未外露，详见章节7.3[4]

IV期压力性损伤	全皮层缺失，骨骼、肌腱、肌肉外露，详见章节7.3 [4]
标准化护理	用于描述常规护理的名词，多见于科研工作。根据历史和医院环境的不同，标准化护理也各不相同。在指南中，对科研工作中涉及的标准化护理有详细的介绍
"标准"床垫	标准床垫的定义随着医疗机构的不同和时代的变迁而变化，根据澳大利亚标准（AS2281-1993）被归为 N 型
静态支撑面	通过贴合患者增加体表接触面积以分配接触面压力的一种支撑面。也被称作被动支撑面或持续低压支撑面
支撑面	置于患者身下，通过更有效地分配体重压力等以管理压力负荷的支撑面。可分为被动（持续低压）支撑面和主动（交替压力）支撑面，包括床用、推车用、手术台用床垫和衬垫，床单位组合，以及坐垫和衬垫 [4]
外科清创	在局部或全身麻醉下进行，快速地清除坏死或感染组织
可疑深部组织损伤	由于压力和（或）剪切力所致的深部软组织损伤，表现为局部皮肤呈紫色或褐紫红色，皮肤完整或有充血性水疱。之前可能出现疼痛，皮肤变硬、变脆、变软；与邻近组织相比变冷或变热（深肤色人种可能难以发现深部组织损伤），可进一步发展为黑色基底的薄水疱，继而出现焦痂覆盖。无论采取措施与否都可能快速地暴露深层组织而发展成III期或IV期压力性损伤 [4]
治疗性超声波	超声波治疗时发射的连续性或脉冲式声波振动
局部抗生素	直接用于伤口以降低细菌水平的抗生素 [2]
局部生物制剂	直接用于伤口以加快伤口愈合的生物制剂 [2]
组织耐受力	在正常情况下，皮肤及皮下组织承受压力的能力
局部阿片类药物	在皮肤溃疡处局部使用吗啡及其代谢产物以缓解局部疼痛
局部银离子敷料	使用银离子敷料控制伤口感染
紫外线光治疗	紫外线C被证实有助于通过刺激细胞增殖、增加皮肤血流量、抑制细菌生长来促进伤口愈合
潜行	从伤口边缘处平行延伸至深部组织的组织损伤，但表面皮肤完整 [2]
不可分期的压力性损伤	全皮层缺失，压力性损伤基底部有腐肉或坏死组织覆盖，无法明确伤口深度与分期。详见章节7.3
效度	测量工具或手段能够准确测出所需测量的事物的程度
黏弹性泡沫	一种添加了额外的化学材料以增加黏性和密度的聚氨酯物质，又被称为慢回弹泡沫或记忆泡沫 体温、环境温度和湿度会影响黏弹性泡沫的硬度、支撑率和高度恢复率 比较性实验室测试必须满足测试必需的环境条件，才能保证测试结果的准确性和可复制性
涡流	是一种使用流动水或生理盐水清除坏死组织的水疗方法

1.4 简易流程图

压力性损伤防治流程图

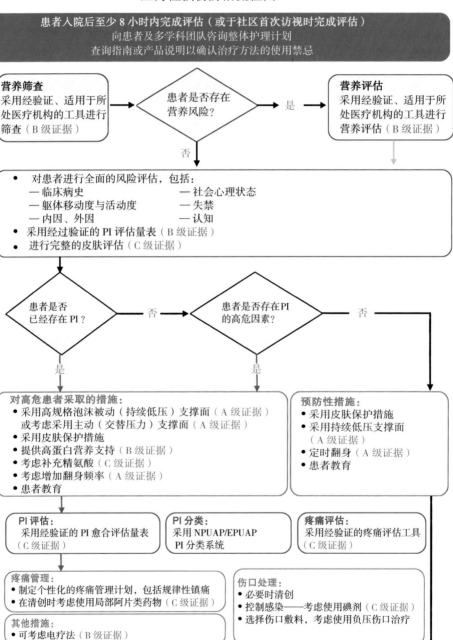

2 推荐意见汇总

推荐等级[2]	
循证推荐意见	
A	优秀的证据——可采用这种证据来指导实践
B	良好的证据——在大多数情况下可采用这种证据来指导实践
C	一般的证据——证据为推荐提供了一些支持，但应谨慎应用
D	薄弱的证据——证据薄弱，须谨慎应用
循证推荐意见	
CBR	共识性推荐意见——由于缺乏系统回顾证据的支持，因此无法定级。该意见得到全球现有的各种 PI 指南的支持，且得到本指南发展指导委员会所有专家的支持

	PI 风险评估	推荐等级
1	对所有患者进行全面评估，发现 PI 的风险因素。全面的评估应包含： • 临床病史 • PI 风险评估量表 • 皮肤评估 • 移动度与活动度的评估 • 营养评估 • 失禁评估 • 认知评估 • 外在风险因素的评估	CBR
2	联合使用 PI 风险评估量表及全面的风险评估，以判定患者发生 PI 的风险，为制定预防计划提供信息	CBR

	PI 风险评估	推荐等级
3	Braden 量表，Norton 量表或 Waterlow 量表都是有效、可信的，适用于成人的 PI 风险评估工具	B
4	联合使用儿童风险评估量表及全面的风险评估，以判定儿童发生 PI 的风险，为制定预防计划提供信息	CBR
5	入院时观察所有患者的皮肤，并在每次变换体位时观察 PI 的各项指征： • 红斑 • 褪色反应 • 局部发热 • 水肿 • 硬结 • 皮肤破损	C
6	使用可靠的并适合临床机构的营养筛查和评估工具进行营养筛查和评估	B
7	收集患者的社会心理病史资料，判断影响 PI 防治的因素	C
8	对患者进行有关 PI 防治的教育	CBR

	PI 的预防	推荐等级
9	执行预防措施保护患者的皮肤	CBR
10	对 PI 高危患者，除了提供常规饮食外，还要提供高蛋白的口服营养制剂	B
11	在 PI 高危患者的病床和推车上放置高规格的持续性减压泡沫床垫	A
12	不同种类的高规格持续性减压泡沫床垫作用相似，目前尚无特别突出的产品	A
13	主动（交替压力）支撑床垫可作为高规格的持续性减压床垫的替代品，也可适用于高危患者	A
14	羊皮制品只用作辅助用具。当无法提供高规格被动（持续低压）或主动（交替压力）支撑床垫时，或患者不能得到／耐受这两种床垫时，才考虑使用羊皮制品作为替代	C
15	任何用于预防足跟部 PI 的用具都须严格挑选，确保其大小合适并能充分地解除压力	CBR
16	为坐于椅子或轮椅上的高危患者选用支撑性坐垫	C
17	为患者翻身或改变体位，可以减轻包括骨隆突处及足跟在内的好发部位的持续受压时间和强度	A

	PI 的预防	推荐等级
18	根据患者发生 PI 的风险、皮肤反应、舒适度、功能水平、治疗情况以及所使用的支撑面的特点来决定翻身的频率	CBR
19	安置患者于左右交替的 30° 侧卧位或者半卧位。如果患者的身体状况无法耐受其他体位，则采用俯卧位	C
20	每次变换体位时都要注意观察骨隆突处及足跟处的情况	CBR
21	减少患者在没有减压措施下保持坐姿的时间	CBR
22	在 PI 高危患者的手术台上放置高规格的被动（持续低压）泡沫床垫或者主动（交替压力）床垫	B
23	手术中患者的体位应为足跟抬高、膝部屈曲、使腿部重量沿着小腿分散，以减少 PI 的风险	CBR

	评估和监测压力性损伤	推荐等级
24	使用经过验证的 PI 愈合评估量表进行评估和监测	C
25	建议使用 NPUAP/EPUAP2009 压力性损伤分类系统来对 PI 严重程度进行识别和交流	CBR

	关注 PI 相关性疼痛	推荐等级
26	所有的 PI 患者都应该定期、规范地接受疼痛评估	C
27	使用经过验证的疼痛评估工具进行评估	C
28	对 PI 患者的整体护理包括为其制定个体化的疼痛管理计划	CBR
29	考虑局部使用阿片类药物来减轻 II～IV 期 PI 相关性疼痛	C

	PI 的治疗措施	推荐等级
30	为 PI 患者补充除常规饮食以外的高蛋白口服营养制剂	B
31	为明确诊断为营养缺乏的 PI 患者补充复合维生素制剂	D
32	为 II 期及以上的 PI 患者补充精氨酸制剂	C
33	为发生 PI 患者的病床、推车、座椅放置高规格被动（持续低压）支撑面或主动（交替压力）支撑面	A

	PI 的治疗措施	推荐等级
34	为存在 PI 的患者经常翻身，注意： • 患者已有的 PI 进一步恶化的风险 • 舒适度 • 功能水平 • 患者医疗和一般情况 • 所使用的支撑面	CBR
35	当有清创指征时，需考虑患者以下情况再选择清创方法： • 患者自身情况（如疼痛，血管情况及有无出血风险） • 舒适度 • 坏死组织的类别，数量以及部位 • 治疗目的 • 患者的喜好 • 医护人员的培训与经验 • 可用的资源	CBR
36	更换伤口敷料时，清洁伤口周围皮肤	CBR
37	当已知 PI 局部微生物负荷增加时，可使用卡地姆碘以促进愈合	C
38	考虑局部使用医用蜂蜜促进伤口愈合	D
39	考虑局部使用银离子敷料促进伤口愈合	CBR
40	在 PI 标准化护理中不使用有毒性的局部消毒剂。如确认存在细菌感染或严重定植时，可以考虑使用无毒性的消毒剂	CBR
41	考虑到抗生素的耐药性与敏感性，尽量避免在 PI 治疗中局部使用抗生素	CBR
42	PI 患者出现感染扩散和（或）全身感染时，应使用全身性抗生素	CBR
43	无感染的 II 期 PI 可以使用水胶体敷料以促进愈合	C
44	选择伤口敷料的依据： • 全面持续的临床评估 • 管理好疼痛、气味、渗液和感染 • 伤口的大小和部位 • 费用和可获得性 • 患者的喜好	CBR
45	考虑将负压伤口治疗作为治疗 III 期或 IV 期 PI 的辅助方案	C
46	考虑使用电疗法作为促进 PI 伤口愈合的辅助方案	B

	PI 的治疗措施	推荐等级
47	脉冲电磁治疗可作为促进 PI 伤口愈合的辅助方法	D
48	紫外线 C 可作为 PI 的辅助治疗方案	D
49	紫外线 C 治疗 PI 时可减少创面细菌负荷的证据不足	CBR
50	所有卫生技术人员应当接受有关 PI 预防、评估以及管理的教育	C
51	PI Ⅲ或Ⅳ期患者、对于现存治疗措施无反应，应该评估采取外科手术治疗	CBR
52	超声波治疗不能促进Ⅰ期和Ⅱ期 PI 的愈合	A
53	超声波治疗对Ⅲ、Ⅳ期 PI 的疗效尚不明确	CBR
54	以下的措施还没有足够的证据来推荐使用： • 高压氧治疗 • 红外线治疗 • 激光治疗 • 各种局部药物	

3 背景

PI 是发生于皮肤和（或）其皮下组织的局部损伤，常见于骨隆突处，是由压力、或压力与剪切力和（或）摩擦力共同作用导致的结果。[4] 还有一些与 PI 有关的促成或混淆因素，但其作用和意义还需进一步的研究。曾用于描述 PI 的名称有压力性溃疡、压力性损伤、压疮、溃疡、压力性坏死和缺血性溃疡等。[1]

国际性的研究表明 PI 的高发生率与照护场所和患者情况有关。在澳大利亚的急性和亚急性卫生机构中，PI 的发生率为 5.6% ～ 48.4%（平均 25.5%）[9]，而在急性卫生机构中的发生率为 4.5% ～ 36.7%。[10,11] 医院内获得性 PI 占总数的 67.6%，[9] 多为 I 期或 II 期的损伤，常发生于骶尾部、足跟、肘部或踝部。[12] 据统计，2004 年在澳大利亚的长期照护机构中，PI 的发生率为 26%。[13] 发生率的不同主要与研究方法有关。[12] 尽管 PI 是一个在很大程度上可以预防的健康问题，但会普遍发生并消耗大量的财力和物力。[1]

在新西兰，关于 PI 发生率的最新统计来自于 2003 年和 2005 年的报告。2003 年，在急症监护病房中 PI 的发生率为 29%；2005 年，一个大型教学医院的重症监护病房中 PI 的发生率为 38.5%（数据来源于对病史的核查）。[12]

在东南亚，PI 发生率的数据可追溯到 20 世纪 90 年代。据新加坡护士局报道，1998 年在急症和康复护理机构中 PI 的发生率为 9% ～ 14%。[12] 一份发表于 1991 年的报告中显示，香港康复护理机构中 PI 的发生率为 21%。[12]

2005 年，澳大利亚的一项研究预测了公立医院成人 PI 的发生例数，[14] 住院天数和由此产生的经济损失。作者报道，澳大利亚公立医院发生 PI 的中位数为 95695 例，住院天数中位数为 398432 日。全国用于治疗 PI 费用的中位数是 2.85 亿澳元，其中南威尔士费用最多，堪培拉地区花费最少。

关于 PI 对健康相关性生活质量的显著影响已有了广泛的研究。[15] PI 患者表述了一些与之相关的不良症状，如疼痛、感染、愈合延迟及一些伤口症状（如渗液和异味）。这些症状影响了患者的全身健康，使患者身体活动受限、失眠，并在心理上产生一定的影响。患者表现出负性情感和情绪改变，以及其他与身体形象、社会应对和接受等相关的问题。患者对于 PI 产生原因的态度，尤其是对在卫生机构中发生的损伤，常会出现愤怒和指责的情绪。这些都导致了患者自身的痛苦，并影响了和他人（包括其照护者）的关系。[15]

当 PI 的管理计划没有考虑到患者的意愿时，对患者的健康相关生活质量更有进一步的影响。如定时更换体位会影响到患者的睡眠和活动，患者和医务人员常在伤口敷料的选择上会发生分歧，住院或定期门诊治疗也给患者产生一定的社会和经济上的影响。[15]

很显然，PI 产生了一系列的临床和经济问题，而进行有效的防治对促进患者健康、降低全球卫生经费预算是非常有必要的。

3.1 指南目的

指南的目的是提高卫生专业人员对 PI 的认识。主要的目标是促进对 PI 患者或高危患者的预防和优化护理。此指南主要帮助卫生专业人员：

- ▶ 识别 PI 的高危患者
- ▶ 学会 PI 和相关风险因素的评估方法
- ▶ 预防或延缓 PI 相关并发症的发生
- ▶ 对 PI 实施最优化管理
- ▶ 最大程度提高生活质量

本指南可用作教育资源，也可供政府决策部门制订本地区实践规程之用。

3.2 适用人群

本指南主要供卫生专业人员使用，包括医生、护士、药剂师、乡村卫生工作者和相关卫生保健工作者，也可作为一种信息源供患者和无证书的照护者等非卫生专业人员使用。

本指南适用于澳大利亚、新西兰、新加坡、中国和其他泛太平洋地区的各大城市、局部地区、农村和偏远地区的所有医疗卫生机构，并适用于所有年龄段的人群。

3.3 指南重点

本指南的重点是 PI，不包括黏膜的损伤。

皮肤的 PI 分期不可用于黏膜的 PI 的分期。因为黏膜的表层不存在不可褪性红斑的现象，如同无角质化的上皮浅表层组织缺失所形成的开放性浅表溃疡，从视觉上很难和全皮层缺失的较深溃疡相比。同是 PI，在黏膜上看到的凝血块类似于皮肤 III 期损伤的腐肉；在解剖学上与皮肤的 PI 不同，黏膜损伤中很少看到暴露的肌肉和骨骼。[16] 因此，指南发展指导委员会同意 NPUAP 的立场，[16] 即发生在黏膜上的 PI 还未形成分期标准，并强烈倡议对黏膜的 PI 进行相关研究。

3.3.1 临床问题

对患者和 PI 风险因素的评估

有哪些评估 PI 的方法或工具在系统回顾和临床循证指南中报道过？

有哪些方法或工具能可靠、有效地评估 PI？

PI 的预防

有哪些预防 PI 的措施在系统回顾和临床循证指南中报道过？

这些干预措施对降低 PI 发生的风险是否有效？

PI 的评估

有哪些用于评估 PI 的方法或工具在系统回顾和临床循证指南中报道过？

哪些方法或工具能可靠、有效地评估 PI？

PI 相关性疼痛

哪些评估 PI 相关性疼痛的方法或工具在系统回顾和临床循证指南中报道过？

哪些方法或工具能对 PI 相关性疼痛进行有效的评估？

在系统回顾和临床循证指南中，有哪些 PI 相关性疼痛管理措施的相关报告？

哪些措施对 PI 相关性疼痛的管理有效？

PI 的治疗

哪些用于治疗和护理 PI 的措施在系统回顾和临床循证指南中报道过？

哪些措施对促进 PI 的愈合有效？

4 指南制定过程

此部分总结了泛太平洋地区关于 PI 防治临床实践指南的循证发展历程。此进程由以下几个主要阶段组成：

- ▶ 成立国际性多学科的指南发展指导委员会（见附录 A）。
- ▶ 成立小型的国际性多学科指南发展小组（见附录 A）讨论护理的各个领域。
- ▶ 鉴定和评价现有相关的临床指南，作为首要参考文献供选择性使用。
- ▶ 进行系统的文献检索，寻找最新的一级证据。
- ▶ 将最新的证据和首要的参考指南结合起来形成临床推荐和规则。
- ▶ 用 NHMRC 制定的标准对临床推荐进行评级。
- ▶ 对 PI 指南中使用的术语进行公开征询并达成一致意见。
- ▶ 运用同行共识程序来发展指南和操作要点。
- ▶ 通过公开征询过程来进行同行专家的回顾和评价。
- ▶ 对意见反馈进行处理并完成最终的指南。

4.1 现有指南的检索、评价与选择

由于已发表的有关 PI 预防、评估和治疗的研究结果很多，在项目预算经费有限的情况下，指南发展指导委员会很难在短时间内对所有相关研究进行回顾和评价。

鉴于现存大量的相关临床指南，最可行的方法就是利用现有的源于 I 级证据[8] 的合适指南作为本指南的主要参考依据，尤其是在还没有可利用的 I 级证据的临床领域。

从国家指南技术情报交换所中查询现有的 PI 指南，一部分通过文献检索获得，还有一部分是指南发展指导委员会已知的。选择 2005 年 1 月以后出版的关注当前发展的循证指南进行评价。被排除在评价进程之外的指南见附录 B。使用 AGREE 工具对入选指南进行评价（http://www.agreecollaboration.org/）。AGREE 工具由

6个领域21个问题组成，每一个问题采用 Likert 四分法进行评估：

- 适用范围和目的
- 权益相关人的参与情况
- 指南发展的严谨度
- 指南的明确性和代表性
- 适用性
- 编制的独立性

　　每个指南由2个评审者进行评估，运用 AGREE 工具中的公式对每一个领域的总计百分比进行计算。表4-1 显示的是用 AGREE 工具对现有压力性损伤指南进行评估的结果。

表4-1　现有 PI 指南的 AGREE 评分

指南	领域1 适用范围 和目的	领域2 权益相关人 的参与情况	领域3 指南发展 的严谨度	领域4 指南的明 确性和代 表性	领域5 适用性	领域6 编制的 独立性
NPUAP/EPUAP 2009[4]	75%	81%	66%	88%	25%	63%
Queensland Health, 2008[17]	29%	56%	28%	25%	25%	25%
Whitney et al, 2006[18]	63%	44%	25%	81%	25%	44%
ICSI, 2010[19]	63%	63%	46%	26%	81%	88%
RNAO, 2007[20]	100%	91%	96%	100%	92%	63%
Stechmiller et al, 2008[21]	33%	38%	39%	50%	25%	25%
Stockton et al, 2009[22]	75%	38%	57%	44%	25%	88%
Pace et al, 2007[23] and the TTDWCG 2011 update[5, 23]	100%	38%	86%	100%	92%	100%
WOCNS, 2010[6]	50%	44%	64%	100%	25%	88%

注：表中白色部分入选用于发展本指南。

选择以下指南作为首要信息来源的依据是：

▶ NPUAP/EPUAP 指南[4] 的发展是相当严谨的，表述清晰，并有足够的权益相关人员的参与。指南包括 A 级建议（来源于大量有明确结论的随机对照研究）、B级建议（来源于临床证据）和 C 级建议（来源于间接证据和一致性意见）。

▶ RNAO 指南[20] 的发展有相当高的严谨性，有大量的权益相关人的参与情况，且非常实用。此指南包括Ⅰa级建议（证据来源于对随机对照研究的系统回顾）、Ⅰb级建议（至少有一项随机对照研究）、Ⅱa级建议（非随机实验）、Ⅱb级建议（非随机对照的类实验研究）、Ⅲ级建议（描述性研究）和Ⅳ级建议（共识）。

▶ TTDWCG 指南[5] 的发展严谨，表述清晰，并非常实用。为某些缺乏系统回顾的领域提供了指南。此指南包括的建议均经过 NHMRC 评级系统的评价。

▶ WOCNS 的指南[6] 有令人满意的严谨性，表述明确，包含合适的工具，是最新出版的相关指南。指南包括了 A 级建议（基于 2 个或更多的随机对照研究，或更高水平的证据），B 级建议（非随机对照实验或控制性试验）以及 C 级建议（案例研究或专家意见）。

以上指南的各级建议和证据支持都在本指南的证据总结部分呈现。来自这些指南的共识推荐意见是实践应用中的考虑点。

4.2 新证据的检索、评价与整合

4.2.1 检索策略

对 PI 的预防、评估和治疗提供的Ⅰ级证据[8] 进行系统的分析研究。检索了从 1980 年 1 月到 2011 年 3 月公开发表的文献，检索来源于 OVID Medline, OVID Embase, OVID CLINAHL, Cochrane 图书馆，澳大利亚伤口管理协会杂志，以及英语语言出版物中综述的参考文献列表。以"Pressure Injury"为检索词在 MEDLINE, EMBASE 和 CINAHL 数据库对系统回顾进行筛选，获得高级别证据。2011 年 3 月到 8 月之间出版的相关系统回顾由指南发展指导委员会特设成员进行鉴定。具体研究策略详见附录 C。

4.2.2 纳入 / 排除标准

考虑纳入的研究均为 NHMRC 证据等级评价表[8]（表 4-2）评定为Ⅰ级证据的研究。

参与者：本系统回顾的研究对象包括有 PI 和有发生 PI 风险的参与者。没有年龄或研究场所的限制；但排除了黏膜 PI 的患者。

表 4-2 NHMRC 证据等级[8]

等级	干预	诊断
I	证据来源于随机对照试验的系统回顾	II 级研究的系统回顾
II	至少从一个设计合理的、随机对照试验中获得的证据	在有明确临床表现的连续病例中进行的，并具有可靠的参考标准进行准确度测量的独立盲法对照试验研究
III-1	从设计合理的拟随机对照试验（交替配置或其他方法）中得出的证据	在有明确临床表现的非连续病例中进行的，并具有可靠的参考标准进行准确度测量的独立盲法对照试验研究
III-2	从非随机同期对照试验（如队列研究）、或者病例对照研究、或者有一个对照组为非连续性时间序列组的研究得出的证据	同参考标准比较未能满足 II 级或 III-1 级标准的证据
III-3	从历史对照研究，或 2 个及以上的单组研究，或无平行对照的非连续性时间序列研究得出的证据	诊断案例对照研究证据
IV	从试验后或试验前后进行测量的病例报告中获得的证据	无参考标准的诊断结果研究

【措施】

属于以下类别的证据考虑纳入，但不限于此：

· 措施：体位、支撑面、营养、教育、健康专业的培训和能力、药物管理、补充和（或）替代治疗、伤口处理产品、高压氧、社会心理干预，疼痛管理。

· 诊断和评估：危险评估、PI 评估工具、疼痛评估、健康专业教育和能力、PI 分期表。

【结果类型】

有意义的结果包括：

· 评估伤口对干预的结果：伤口愈合的时间、伤口大小的改变、PI 愈合的程度、复发的预防（如实验期间压力性损伤的新发数量）。

· 其他干预结果：生活质量和总体评估、功能结果、疼痛和对治疗的依从性。

· 不良事件。

4.2.3 批判性评价

所有的系统回顾先由2位评审专家进行批判性评价,再由第3位专家评审所有论文,以确保专家评价间的一致性。评价中出现的异议由3位专家进行集体讨论直至达成一致共识。使用苏格兰校际指南网(SIGN)(www.sign.ac.uk/methodoloty/checklists.html)发展的质量评价工具对所有的研究进行评价。SIGN工具允许对质量的关键指标进行评估,包括:

- ▶ 明确定义的临床目标
- ▶ 方法学描述,包括对适当的内容、标准、系统数据的提取和专家组的描述
- ▶ 彻底和透明的检索策略
- ▶ 所纳入研究的有效性、可评价性和可复制性
- ▶ 适当的策略对结果进行汇总和分析
- ▶ 清楚报告潜在利益冲突

附录D列出了批判性评价和总结的结果,每项系统回顾的类型和质量。

4.2.4 数据提取

由一位专家用数据提取工具从所有研究中系统地提取数据(此数据提取工具结合了NHMRC数据提取的建议和用SIGN目录工具收集的信息)。纳入研究的数据将在证据总结中呈现。

4.2.5 检索到的研究

在首次检索中纳入了200多个相关回顾和指南。由一位专家在指南发展指导委员会主席的监督下进行以论文题目和(或)摘要作为最初筛选标准的检索。如图4-1所示,共有108篇论文和指南被检索鉴定。在首次鉴定中被排除的研究详见附录B。

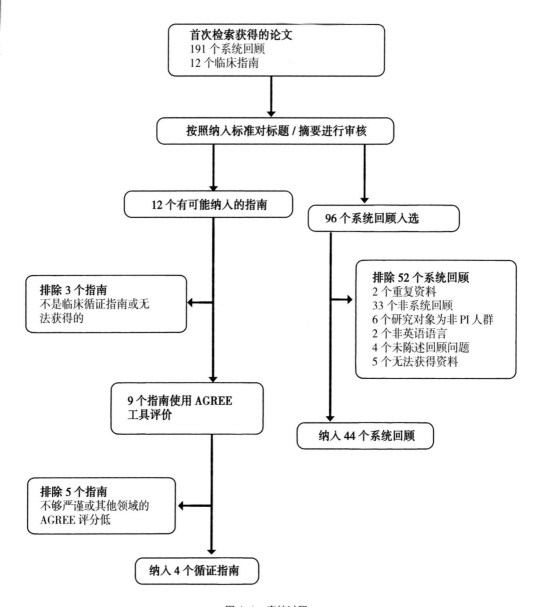

图 4-1 审核过程

4.3 推荐意见的形成与分级

指南发展指导委员会和指南发展小组通过系统回顾和现有的临床指南中得出的最可靠证据并结合专家的意见制定了澳大利亚、新西兰、新加坡、香港及其他泛太平洋国家和地区的与健康护理实践相关的建议。

来自系统回顾和临床指南的证据与证据总结的校对始终贯穿于整个指南。大量证据评价矩阵在 NHMRC 的证据标准和给指南研发者的建议分级中作了概述[8]（表4-3），并对每一条支持建议的证据进行规模和一致性的评估，以及临床影响、普遍性和适用性的评价。

所有支持每一项建议的证据都评出了代表其总体水平的等级（表4-3）。该等级反映了卫生专业人员在临床实践中实施该建议时的可靠性和信任度。

表 4-3　证据评价矩阵

要素 #	A 非常好	B 好	C 满意	D 差
证据基础	几个出现偏倚可能性小的 I 级和 II 级研究	一个或两个出现偏倚可能性小的 II 级研究，或者一个出现偏倚可能性小的 III 级文献的系统回顾	出现偏倚可能性小的 III 级研究或出现偏倚可能性中等的 II 级研究	IV 级研究或有高度偏倚可能性的 I ～III 级研究
一致性	所有的研究都一致	大多数研究一致，且不一致性是可解释的	一些不一致真实反映了临床问题的不确定性	证据不一致
临床影响	非常重要	重要	中等	轻微或受限制
普遍性	证据研究的人群与指南的目标人群相同	证据研究的人群与指南的目标人群相似	证据研究的人群与指南的目标人群不同，但该证据应用于目标人群具有临床合理性（如成人结果应用于儿童具有临床合理性）	证据研究的人群与指南的目标人群不同，且很难判断推广到目标人群的合理性
适用性 *	直接适用于澳大利亚医疗背景	适用于澳大利亚医疗背景，但有几个限制条件	可能适用于澳大利亚医疗背景，但有一些限制条件	不适用于澳大利亚医疗背景

在要素无法进行分级时用 U（未知）做标记。
* 在其他泛太平洋国家或地区也被认为具有适用性。

表 4-4 推荐等级 [8]

循证推荐意见	
A	非常好的证据——证据能够放心地用于指导实践
B	好的证据——证据在大多数情况下能放心地用于指导实践
C	满意的证据——证据为建议提供了一些支持，但应谨慎应用
D	差的证据——证据薄弱，须谨慎使用
共识性推荐意见（CBR）	
CBR	共识性推荐意见——由于缺乏系统回顾证据的支持，因此无法定级。证据共识得到全球现有的各种 PI 指南的支持，且得到本指南发展指导委员会所有专家的支持

所有等级的评定都要经过指南发展小组的内部讨论并在大多数人中形成共识。指南发展指导委员会审查所有建议和分级，以增加进一步的共识。明确的共识是在内容和所有建议条款评分的基础上达成。

每个分级都是以证据评价矩阵中各个要素的总和为评价基础。在评定一个建议等级时，只有在证据要素的规模和一致性均为 A 或 B 级的情况下，才能被评为 A 级或 B 级证据 [8]。建议的文字描述要能清楚地表达信息和支持该建议的证据等级。

基于证据的分级建议在指南中以红色阴影标注。

4.3.1 共识性推荐意见的形成

共识性推荐意见适用于缺乏高水平的关于 PI 人群的研究的领域。这些建议经过专家工作委员会和（或）循证指南鉴定认为重要的议题而作为主要来源。

NHMRC 评级系统不认可无统计分析的研究、结论、个案研究或专家意见，因而这些在某些领域中最有用的证据就会被排除出评级系统。目前还没有对这些低级别证据进行的研究。尽管如此，循证指南中的共识性推荐意见作为初级资源和循证指南在类似人群（如慢性伤口患者）中已被用来支持专家的意见和建议。

在经过充分的文献检索仍没有找到系统回顾的情况下，通过小组讨论和电子邮件来发展专家的意见和建议，通过不断进行讨论直至达成议题分级的共识。

共识性推荐意见在指南中以蓝色阴影标注。

4.3.2 实践要点的形成

很多有实践要点的建议帮助临床护理工作者进行实践。实践要点是由专家工作委员会的专家们在临床环境中评估和管理压力性损伤的丰富经验发展而来的。完整的文献检索不能对所有的实践要点进行指导。支持实践要点的有：

- ▶ 研究和综述里包含的循证指南。
- ▶ 生产厂家的产品信息。
- ▶ 文献回顾范围外的证据（如慢性伤口的一般处理指南）。

4.4 指南的局限性

4.4.1 局部准备与伤口敷料

文献检索没有进行包括敷料、抗菌剂和其他局部制剂在伤口治疗护理的安全试验的检索。指南没有提供相关的完全安全和有用的信息，只提供了一般安全和有用的信息。回顾中有关研究报道的不良事件在证据总结和警示声明中有说明。指南发展指导委员会建议参考 National Prescribing Service（www.nps.org.au），Australian Therapeutic Guidelines（www.tg.org.au）或 New Zealand Medicines 和 Medical Devices Safety Authority（www.medfsafe.govt.nz）的详细产品信息。所有产品都要根据使用说明进行使用。

4.4.2 资料检索与策略

指南是根据 1980 年 1 月至 2011 年 3 月间发表的系统回顾和 2005 年 1 月开始以 AGREE 工具评分发表的各国循证指南而制定的。在这之前或之后发表的证据没有纳入指南的考虑范围。

研究局限于 NHMRC 的Ⅰ级证据（系统回顾）和现有的循证指南。由于指南中的循证建议是基于近期的研究，指南发展指导委员会认为可能存在其他报告可靠证据的系统回顾的研究（如没有在系统回顾中报道的随机对照研究或队列研究）。

4.4.3 结果评价

证据报道中大量地以"压力性损伤治愈"作为结果评价。指南发展指导委员会认为一些产品和措施具有的其他益处（如为治疗准备伤口床）在研究中没有被调查或报道，设想要把这些在实践指南中体现出来。

4.4.4 证据缺乏

有一些措施由于缺乏获得预期有效结论的证据而导致获评等级很低。指南发展指导委员会认为单一的低质量试验在建议形成时作为证据是不够的。

有一些措施可提供有利的结果但并没有在有关研究中提及（如患者的健康）。指南发展指导委员会会认为缺乏证据并不等于缺乏效果。

由于研究显示缺乏效果导致一些措施不能获得证据支持，或获得低等级评分。指南发展指导委员会认为这表明干预效果优于安慰剂或标准治疗缺乏相应证据，即：患者可能从措施中得到效果，而这些结果不超过预期从安慰剂或标准治疗中所获得的。

4.5 咨询

《泛太平洋地区 PI 防治临床实践指南》（草案版）已经提交给澳大利亚伤口管理协会的总务委员会，并且挑选会员进行评价和反馈。相似的过程在新西兰、新加坡和香港相继进行。这些团体由专业人士组成，代表了包括普通全科、专科医疗和外科领域、护理、理疗、足疗、教育和伤口护理在内的主要医疗保健领域。

2011 年 10 月，该草案在澳大利亚首都堪培拉的一个公共论坛上提出，并上传在 AWMA 的网站上。在草案公开通告和咨询期间，通过论坛和澳大利亚报及其网站发布相关讯息。已知权益相关者和代表卫生专业人员的高端团体机构均受到邀请对材料进行审核。经过对反馈意见的校勘，AWMA 指南发展指导委员会根据收到的评论和相关的证据对指南做出了适当修改。

指南发展指导委员会向在咨询阶段提供反馈信息的所有协会、机构和专家致以诚挚的谢意：

Dietitians Association of Australia Malnutrition Guideline Steering Committee

College of Nurses Aotearoa (NZ) Inc

Mary Potter Hospice Team

RBWH PUP Committee

ArjoHuntleigh

Queensland Pressure Injury Collaborative

Alana Baker, Clinical Dietitian, Auckland, NZ

Andrea Mears

Anna Campbell, Wound Care Waikato DHB

Associate Professor Andrew Jull, School of Nursing University of Auckland

Brenda Sando

Colleen O'Brien-Malone, Occupational Therapist, WA

Catherine Hammond, Clinical Nurse Specialist Wound Care, Christchurch, NZ

Annette Findlay, Quality and Risk Coordinator and Maori Cultural Advisor, Christchurch, NZ

Adrian Te Patu, Maori Cultural Advisor, Christchurch, NZCatherine Sharp,

Consultant

Dr David Huber, Chief of the Department of Vascular Surgery, Illawarra Health Area Service

Dr Robert Carter

Mr Anthony Warr

Julie Betts, NP Wound Care, Waikaot DHB New Zealand

Kathy Lynch

Mandy Pagan

Margaret Gosnell, Nurse Educator, Whanganui Dstrict Health Board

Marianne Mackenzie

Michael Nestmann

Pip Rutherford

Sally Sutherland-Fraser, Clinical Nurse Consultant, Victoria

Suzanne Kapp, RN, Vctoria

Suzanne Jackson

Wendy White

Jane Edwards

M. Smith

Diane Hishon, Wound Care Advisor, Ambulatory Nurse Educator, RN

Sue Templeton, Nurse Practitioner (Wound Mmt)

4.6 推广

2012 版泛太平洋地区 PI 防治临床实践指南的最终版在以下网站公开：

- ▶ AWMA 网站（免费）：www. awma. com. au
- ▶ New Zealand Wound Care Society 网站（免费）：www. nzwcs. org. nz
- ▶ Wound Healing Society(Singapore) 网站：www. woundhealingsociety. org. sg.
- ▶ HKETA 网站（免费）：
  www. etnurse. com. hk/public/modules/web_page/index. asp

计划发展并推广简易版和用户版指南。

5　压力性损伤的风险评估

5.1　临床问题

• 有哪些用于评估 PI 风险因素的策略和方法在系统回顾和临床循证指南中报道过？

• 哪些策略或工具能提供一个有效、可靠评估 PI 风险因素的方法？

5.2　增加压力性损伤发生风险的相关因素

在 PI 的预防中重要的一项就是评估和发现有发生风险的患者，并实施个体化的预防计划。风险因素评估既有对患者的评估又有对与 PI 发展相关的环境因素的评估。

风险因素是指导致皮肤暴露于过多压力或降低皮肤对压力的耐受性的因素（图5-1）[24]。这次文献检索没有设计关于 PI 相关风险因素的检索；而有一个系统回顾提供了与脊柱损伤（SCI）患者有关的风险因素的证据。在以往出版的指南中也有风险因素的报告。

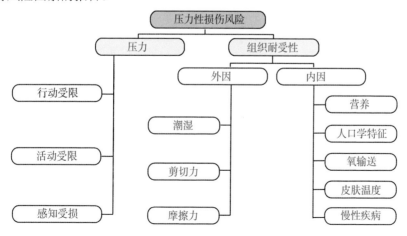

图 5-1　增加 PI 发生风险的相关因素

5.2.1　压力接触增加

皮肤压力接触增加与行动、活动受限或感知受损有关，所有这些风险因素都降低了患者通过改变体位来减少压力的能力。大量前瞻性和回顾性研究已证实的具体因素如下，但不仅限于此：[1, 6]

- 脊髓损伤（SCI）
- 中风
- 多发性硬化
- 外伤（如骨折）
- 肥胖
- 糖尿病
- 认知缺损
- 药物的使用（镇静剂、催眠药和止痛药）
- 手术

5.2.2　组织耐受性降低

组织耐受性是指皮肤及其支撑结构耐受压力影响的能力，在皮肤表面到骨骼之间起到缓冲和转移压力负荷的作用。在有压力作用的情况下，内因和外因都会对组织耐受性产生影响。[1]

外因

剪切力、摩擦力和潮湿等都会影响皮肤耐受压力的能力。剪切力是一种当身体下滑时在皮肤和接触面之间产生的阻止滑行的平行（切向）负荷，是一种机械力。当深筋膜和骨骼一起移动时皮肤外层（表皮和真皮）保持不动，使真皮和深筋膜之间的血管和淋巴系统发生扭曲变形，导致血栓和毛细血管阻塞。[1, 6, 7]

摩擦力是发生在两个互相来回移动表面之间的机械力，在皮肤和其接触面之间产生的阻力可导致剪切力。[1, 4, 6]

潮湿引起的皮肤浸渍改变了上皮对外部压力的回弹力，尤其是处于长期浸泡状态时。失禁、伤口渗液和汗液均能导致潮湿。某些潮湿类型，特别是大便失禁，由于皮肤暴露于细菌和消化酶中使其 pH 值提高，从而增加了发生压力性损伤的风险。[1, 4, 6]

内因

内因是通过影响皮肤的支撑结构、血管系统和淋巴系统来降低其耐受性。

年龄是与增加 PI 风险最有关的人口学特征。65 岁以上患者发生 PI 的风险增加，75 岁以上风险更大。[1, 4, 6] 尽管有一些研究发现男性和高加索人有风险增加的可能[1]，但对于这些人口学特征的作用还未达成一致意见。[4, 25] 一个关于脊髓损伤患者风险因素的系统回顾发现，男性在此病的慢性期有可能更易发生 PI（8 个研究，OR = 1.3，95%CI 为 1.1～1.7），年龄和种族特点在此人群中与 PI 的风险无明显相关性。[26, 27]

影响到组织灌注、淋巴系统和感觉的慢性疾病也会增加 PI 的风险。此外，影响组织氧气运输的一些疾病和情况也会增加 PI 的风险。对于那些处于脊髓损伤慢性期的患者，既往的深静脉血栓、下肢骨折和肺炎病史都是发生 PI 的高危因素。[27] 影响氧气运输、组织灌注、感觉和（或）淋巴功能的慢性疾病和情况都会增加 PI 发生的风险，包括以下这些情况，但也不仅限于此：[1, 6]

- 糖尿病
- 恶性肿瘤
- 周围动脉疾病
- 心肺疾病
- 淋巴水肿
- 肾功能损伤或衰竭
- 低血压
- 循环异常
- 贫血
- 吸烟

皮肤温度升高也会增加 PI 发生的风险，尽管其机理还未明确，但可能与受损组织对氧需求量的增加有关。[1]

营养不良和脱水都是增加 PI 风险的内因，包括近期体重减轻、营养不良和蛋白质或能量摄入不足。[1, 4, 6] 营养不良和缺水也与皮肤干燥和肿胀有关，这些也会增加 PI 的风险。

5.3 识别发生压力性损伤的高危患者

存在以上风险因素的患者发生 PI 的风险增加。这些因素并不是独立存在的，常是多个风险因素共同作用的结果。识别风险因素对于制定一个 PI 的综合性预防计划是非常重要的。

评估应由经验丰富的卫生专业人员来执行和记录。评估应包括既往临床和社会心理史，重点对影响愈合的因素进行生理评估，营养评估。[4, 20]

证据总结

WOCNS 指南[6]包括 C 级建议的 PI 风险因素的评估，包括对和 PI 风险有关的临床病史、既往史、制动、失禁、营养状况和可能阻碍愈合的因素进行内因和外因评估。（共识）

NPUAP/EPUAP 指南[4]包括了一个在进行 PI 评估时的无级别建议，以考虑营养、影响灌注及氧和的因素、皮肤潮湿、年龄、摩擦力和剪切力、感知、身体温度和总体的健康状况。（共识）

RNAO 指南[20]提供了一个 IV 级建议，对有 PI 的患者进行病史和重点的生理评估并进行指导。（共识）

推荐意见 1

对所有患者进行全面评估，发现 PI 的风险因素。全面评估包括： • 临床病史 • PI 风险评估量表 • 皮肤评估 • 移动度与活动度的评估 • 营养评估 • 失禁评估 • 认知评估 • 外在风险因素的评估	CBR

风险评估的实践要点

▶ 外因的评估应包括环境因素对压力、剪切力和微环境的影响（如局部高温、空调和电热毯等）。[4, 6]

▶ 综合性评估的结果应用于 PI 预防计划的制定。

▶ 风险评估应在住院后的 8 小时内（或者患者在社区的初次就诊/家访时）完成。在患者情况出现变化或出院时应再次进行评估。[28]

▶ 发生肢端 PI 的患者（特别是下肢）应进行血管评估以判断有无合并症。这包括：[4, 29]

• 用多普勒超声测量踝肱压力指数（ABPI）。

• 趾肱压力指数（TBPI）。

• 脉搏血氧饱和度。

▶ 以下患者考虑有发生 PI 的风险：[1, 4]

• 患者行动能力或活动度下降，减轻压力的独立活动或体位改变受限（如有

脊髓损伤或脑血管意外的患者）。[1, 4, 6]

- 皮肤完整性改变的患者。[1, 4]

- 新生儿和幼儿，特别易发生于枕部。[6]

- 使用和皮肤紧密接触的设备或仪器的患者（如矫形器、石膏、静脉注射装置、持续气道正压通气设备）。[6]

- 65 岁以上老年人，特别是行动受限者。[6]

记录

▶ 记录所有的风险评估的内容：包括入院后的 8 小时内（或者患者在社区的初次就诊 / 家访时）完成的评估及在患者情况出现变化时再次进行的评估。[1, 4]

▶ 记录评估的时间和日期。

5.4 风险因素评估表

尽管很多风险因素评估表在实践中大量使用，但是很少有证据证明风险因素评估表（或者风险评估工具）的使用能够降低 PI 的发生率。间接证据表明，预防性措施的实施可以降低 PI 的发生率。由于大多数预防性措施被看作为风险评估的结果（正规的或者是专业人员的临床判断），间接证据表明 PI 评估工具的使用可以降低 PI 发展的风险。最常用的成人 PI 评估工具有：

- 用于预测 PI 风险性的 Braden 量表©。[30]
- Norton 量表©。[31]
- Waterlow 评分©。[32]

还有一些用于评估特殊人群的量表，包括用于重症监护患者的 Glasgow 量表，Cubbin 量表和 Jackson 量表。特殊人群 PI 评估量表见附录 E。

5.4.1 Braden 量表

Braden 量表（见附录 F）采取 Likert 3 分或 4 分评分法对 PI 的 6 个临床风险因素进行评估：感知觉、潮湿、活动度、移动力、营养、摩擦力和剪切力。对总分进行累计，根据总分将患者 PI 的风险程度分为低、中或高风险[30]。Braden 量表对每个分值有文字性的描述，这能达到较高的评分者之间信度[33]。

5.4.2 Norton 量表

Norton 量表（见附录 G）采取 Likert 4 分评分法对 PI 风险的 5 个临床因素进行评估，包括：生理因素、精神因素、活动度、移动能力和失禁。对总分进行累计，总分大于 14 分者认为有发生 PI 的风险。[31] Norton 量表对每个分值都有限定，这样能防止在评估时出现偏差。

5.4.3　Waterlow 量表

　　Waterlow 量表（见附录 H）修订于 2005 年，对临床 9 个维度进行评分，有些包括 2 步评分（如营养不良）。每个维度根据其描述语分别设置了不同的评分方法（不同于 Likert 评分法）。维度包括：身高体重和体型、可视危险区域的皮肤类型、性别和年龄、营养不良筛查、失禁、移动能力、组织营养不良、神经系统缺陷、大的手术或创伤。每个维度都包含对各选项的简要说明，在培训指南上有完整的描述。累计得分用来评估患者是否处于 PI 的高或极高风险 [32]。

5.4.4　应用于成人的压力性损伤风险因素评估量表的信度和效度

　　在证据总结部分详细介绍了用于证明特定风险评估量表的信度和效度的证据。一项 Meta 分析研究发现 Braden 量表有很高的信度，而在实际临床判断中的可靠性很低（表 5-1）。而关于临床判断的研究调查很少，这些少量的研究表明，卫生专业人员在使用临床判断作为风险的唯一评估时很可能结合了对患者整体状况的评估，考虑到了 35 个不包含在正式评估表中的临床因素。

表 5-1　成人压力性损伤评估工具的信度和效度 [33]

量表	灵敏度	特异度	阳性预测值	比值比	95% 可信区间
Braden	57.1*	67.5*	22.9*	4.8 +	2.56 ～ 6.48
Norton	46.8¥	61.1¥	8.4¥	2.16 #	1.03 ～ 4.54
Waterlow	82.4&	27.4&	16.0&	2.05 §	1.11 ～ 3.76
临床判断	50.6 #	60.1 #	32.9 #	1.69 #	0.76 ～ 3.75

*20 项研究，$n=6643$　　&6 项研究，$n=2246$　　¥5 项研究，$n=200$
+16 项研究，$n=5847$　　§5 项研究，$n=2215$　　#3 项研究，$n=302$

5.4.5　应用于儿童的压力性损伤风险因素评估量表的信度和效度

　　一项回顾 [34] 报道了 12 个小儿 PI 风险评估量表，包括了 Braden 量表修改版 [33] 及 Waterlow 量表改编版 [32]。其他量表是运用 Delphi 方法、共识或文献回顾发展而来的。在这些现有量表中，只有 3 个量表进行过诊断准确性的检验，5 个量表进行过评定者间信度和效度的检验（表 5-2）。经过任一形式检验的量表包括：

① 新生儿皮肤破损风险因素评估表（NSRAS）

② Braden Q

③ 烧伤皮肤 PI 风险评估表（BPUSRAS）

④ Starkid 皮肤量表

⑤ Glamorgan 量表

表 5-2　应用于儿童的压力性损伤评估量表的信度和效度[34]

量表	目标人群	灵敏度	特异性	阳性预测值	评定者间信度
NSRAS	新生儿	0.83	0.81	0.50	每个条目间 $r = -0.27 \sim 1.00$
Braden Q	儿科重症监护	0.88	0.58	0.15	—
BPUSRAS	儿科重症监护（烧伤）	0.54	0.95	0.80	ICC = 0.99
Starkid 皮肤量表	小儿	–	–	–	总分 $r = 0.85$
Glamorgan 量表	小儿	–	–	–	100% 一致

r = Pearson's r　ICC = 组内相关

证据总结

一项循证回顾[35]对结构式风险评估量表的使用与 PI 发生率的降低之间的关系进行了研究（在任何医疗护理机构中）。只有一项低质量的随机对照试验符合纳入标准。该项研究比较了人员培训的效果，比较受培训人员使用 Braden 量表的效果以及非结构式的风险评估量表的效果。该试验在沙特阿拉伯的一个部队医院进行（$n = 256$），历时 8 周，在随机分组的两组患者中使用两种评估方法，结果发现两组间 PI 的发生率没有显著差异（$RR = 0.97$，95%CI：$0.53 \sim 1.77$，p 值未报道）。回顾的结论：没有高质量的证据证明，对人员进行有效培训后，在降低 PI 的发生率方面结构式风险评估量表比非结构式的有效[35]。（Ⅱ级证据）

Braden 量表

Braden 量表的信度和效度已经有广泛的报道。有一项系统回顾包含了 22 个有效研究[33]，其中大多数效度研究是在住院患者中实施的，少数是在居家患者中实施的。据报道，Braden 量表有很高的评分者间信度（$r = 0.83 \sim 0.99$），作者认为这与工具良好的操作性有关。Braden 量表的灵敏度为 38.9% ~ 100%，特异度为 26% ~ 100%，阳性预测值为 4.5% ~ 100%。Meta 分析发现，Braden 量表是最可靠的结构式量表（表 5-1，Ⅱ级证据）。

Norton 量表

一项系统回顾[33]中包含的 2 项有关 Norton 量表信度和效度的研究都是在医院内实施的。两项研究都发现 Norton 量表有很高的评分者间信度，灵敏度为 16% ～ 81%，特异度为 31% ～ 94%，阳性预测值为 7.1% ～ 98.3%。（III 级证据）

Waterlow 量表

一项系统回顾[36]研究了 Waterlow 评分的调查者信度，该回顾包含 8 项（其中 3 个质量较高）调查 Waterlow 评分中 8 个条目的组内及组间的信度，或总体得分可靠性的研究。研究的评分者包括注册护士、登记护士、护生、经培训的评估者及研究者。其中的 4 项研究是在临床实践机构中开展的。研究发现在评估者中经常会出现不一致的情况；如仅为一两点不一致是在可接受范围内，一致性为 11% ～ 86%。出现不一致最大的是在行动、营养、活动度和皮肤类型条目，可能是因为工具操作性不良所造成的。研究者认为，调查者信度在受过工具使用培训的评分者中会高一些，但这种假设没有在文章中进行分析。该系统回顾强调了评估者信度的重要性，及其对 Waterlow 评分总体得分的影响。文章指出，依靠单个的分值，评估者间对条目评估的一点差别就可能导致不同的皮肤分类。相应的，也有可能评估者间有 3 ～ 4 点的差别，而最后会出现皮肤分类相同的结果。这就导致了依靠风险评估分类对 PI 的管理做出临床决策的局限性[36]。（III 级证据）

Pancorbo-Hidalgo 等[33]的研究包含了 7 项关于 Waterlow 评分的验证研究，研究是在包括医院、养老院、康复及居家护理机构等不同的医疗机构中进行的。只有 2 项研究报道了调查者间信度，都显示有很高的相关性。量表的灵敏度为 75.8% ～ 100%，特异性为 10.8% ～ 38%，阳性预测值为 33.3%。低特异性减低了此量表在临床实践中的实用性，因为过度评估了患者风险。（III 级证据）

临床判断

Pancorbo-Hidalgo 等[33]报道了三项关于评估 PI 的护士临床判断的研究结果，三个研究都没有报道调查者效度。受试护士都是在医院或养老院里工作。灵敏度和特异性为中等程度，阳性预测值较高。研究结果的 Meta 分析表明：根据临床经验判断是较差的 PI 风险的评估方法，而这些研究中没有对有经验和受过培训的护士作报道。其他研究表明，卫生专业人员用临床判断对 PI 进行评估时会考虑到更多的相关因素。（III 级证据）

儿童风险评估表

在一项针对儿童 PI 评估量表的系统回顾中，[34]有 15 篇中等质量的论文报道了诊断的准确性、量表的信度和（或）效度。尽管经确认的风险因素评估工具有 12 项，但仅有 3 项验证了试验主题——BPUSRAS、Braden Q 和 Glamorgan 量表。尽管有 4 个量表进行了调查者间信度的验证，但其中 2 篇论文用了不适合研究设计的

Pearson's 相关系数进行统计分析。研究结果见表 5-2。作者的结论是没有适合儿童 PI 的评估量表可以推荐[34]。（Ⅲ级证据）

WOCNS 指南[6]中有一个 B 级建议用于支持风险因素评估表的使用，这是基于 Pancorbo-Hidalgo 等的研究结果[33]。基于上述的研究证据，NPUAP/EPUAP[4]也提供了一个支持风险因素评估表的中等级别的建议。（Ⅲ级证据）

NHMRC 等级矩阵		
证据基础	一个包含 36 个Ⅲ级证据的 Meta 分析	C
一致性	研究的一致性与非一致性可被目标人群和有经验的医务人员解释	B
临床效果	量表使用的临床效果还不清楚	U
普遍性	研究适用于 PI 的高危人群	A
适用性	适用于所有医疗卫生机构	A
其他因素	在澳大利亚土著人群、新西兰毛利人及太平洋岛人群中没有研究，包含亚洲人群的试验不清楚	

推荐意见 2

联合使用 PI 风险评估量表及全面的风险评估，以判定患者发生 PI 的风险，为制定预防计划提供信息	CBR

推荐意见 3

Braden 量表，Norton 量表或 Waterlow 量表都是有效、可信的，适用于成人的 PI 风险评估工具	B

推荐意见 4

联合使用儿童风险评估量表及全面的风险评估，以判定儿童发生 PI 的风险，为制定预防计划提供信息	CBR

风险评估量表使用的实践要点

▶ 根据风险评估量表和全面的风险评估结果来制定 PI 的预防计划（见 5.3）。

▶ 风险评估量表提供的结构式的评估方法不能代替全面的风险评估。[4, 6]

▶ 使用适合该人群的风险评估量表（见附录 E），经过验证的风险评估量表包含在指南的附录中（见附录 G，H）。

▶ 风险评估至少在患者入院 8 小时内完成。在患者情况出现变化或出院时应再次进行评估。[28]

记录

▶ 记录所有的风险评估的内容：包括入院后的 8 小时内（或者患者在社区的初次就诊／家访时）完成的评估及在患者情况出现变化时再次进行的评估。[1, 4]

▶ 记录风险评估的时间和日期。

5.5　皮肤评估

皮肤状况最早反映了压力对皮肤的影响及 PI 发生的进程。如图 5-1 所示，很多因素影响着皮肤及皮下组织结构对压力的承受能力。

证据总结

文献检索没有发现关于皮肤评估策略有效识别 PI 风险的系统回顾的报道。

NPUPA/EPUAP[4] 指南报道了有关皮肤评估的前瞻性及回顾性队列研究和非随机试验。一项在急性护理单元实施的前瞻性队列研究（n =109）报道，皮肤出现不可褪色红斑可以作为 PI 的独立风险因素。一项发生率调查发现，皮肤颜色是一项与 PI 进展有关的因素，深肤色患者发展为 II～IV 度 PI 的可能性大（深肤色患者 PI 的发生率为 0.56/（人·年），而浅肤色患者为 0.35/（人·年）。另一项发生率调查发现，I 度损伤的识别率在深肤色人群中较在浅肤色人群中更低（13%∶38%）。早期 PI 的识别与视觉评估皮肤早期征象的容易程度有关。NPUPA/EPUAP 指南有一项关于定期对皮肤红斑、褪色反应、局部发热及硬结进行检查的 B 级建议。（III 级证据）

WOCNS 指南 [6] 中有一个 C 级建议，建议在患者入院时进行一次全身评估，尤其是对骨隆突处及高危区域。（共识）

NHMRC 等级矩阵		
证据基础	一项报道了质量不明确的III级研究的循证指南	C
一致性	多项证据表明皮肤视诊困难时 PI 的风险增加	A
临床效果	使用量表的临床效果还不清楚	U
普遍性	在 PI 高危人群中实施研究	A
适用性	适用于所有的医疗卫生机构	A
其他因素	在澳大利亚土著人群、新西兰毛利人及太平洋岛人群中没有研究，包含亚洲人群的试验不清楚	

推荐意见 5

入院时观察所有患者的皮肤，并在每次变换体位时观察 PI 的各项指征： • 红斑 • 褪色反应 • 局部发热 • 水肿 • 硬结 • 皮肤破损	C

皮肤评估实践要点

▶ 进行全身皮肤评估。

▶ 特别注意骨隆突处的皮肤，包括骶骨、足跟、坐骨结节、股骨大转子等处。
[1, 4, 6]

▶ 深肤色的患者进行视觉评估时较困难，要注意是否有局部发热、水肿、结节等。[4, 6]

▶ 注意观察与医疗用具有关的 PI（如：使用支架、夹板、约束带、颈托、髋关节保护器等）。对于高危患者至少要每天或更多频次移除这些用具之后对皮肤进行全面的观察和评估。[1, 6]

▶ 通过询问患者来确认不舒服或疼痛的受压位置，并加倍注意评估这些部位。[4]

记录

▶ 记录所有的风险评估的内容：包括入院后的 8 小时内（或者患者在社区的初次就诊／家访时）完成的评估。每天对患者进行评估，患者情况出现变化时需随时评估。[1, 4]

营养不良严重影响 PI 的愈合，也是影响 PI 发展和损伤修复的因素。营养筛查有助于早期发现存在营养不良或营养不良风险的患者。迷你营养评估简表 (MNA-SF) 经证实可用于 PI 人群的营养筛查。[5] 另外，很多营养筛查工具经验证可用于不同临床机构（见附录 E）。[37]

对存在营养不良或营养不良风险的患者应用可靠的评估工具进行全面的营养评估（见附录 E）。通常包括以下评估内容：

- ▶ 体重、身高、体质指数 [5, 6, 23]
- ▶ 无明显原因的体重增加或降低 [6]
- ▶ 食物摄入情况 [5, 6, 23]
- ▶ 牙齿和口腔卫生 [6]
- ▶ 有无吞咽困难 [6]
- ▶ 药物／营养的相互作用 [6]
- ▶ 获得及准备食物的能力
- ▶ 文化的影响 [6]
- ▶ 生化检查 [5, 6, 23]

TTDWCG 循证指南 [5, 23] 建议，对存在营养不良或营养不良风险的患者进行营养评估时需进行适当的生化检查，如下：[5, 23]

- 电解质
- 肌酐
- 尿素
- 白蛋白／前白蛋白
- C 反应蛋白
- 总蛋白
- 转铁蛋白
- 胆固醇
- 血红蛋白
- 维生素 B_{12}
- 铁和叶酸

证据总结

文献检索中没有发现任何关于 PI 患者营养评估的报道。

WOCNS 指南 [6] 报道了一项在 1087 个国际性卫生机构（包括急性、长期和居家护理）中实施的横断面研究。有营养评估工具的机构更有可能实施营养筛查（$p < 0.001$）。指南中有一项共识推荐意见，即在所有患者刚入院时就要使用有效的营养评估工具进行营养状况评估，如迷你营养评估简表（MNA-SF）。（III级证据）

TTDWCG 循证指南[5, 23]提供了 B 级建议，对 PI 患者的营养筛查和评估要使用可靠的并适合临床机构的营养筛查和评估工具。指南报道，经证实 MNA-SF 对 PI 患者的筛查是可靠的。其他营养筛查工具在大量的临床机构中得到验证。指南推荐营养评估应包含体重、体质指数、人体测量学、生化及食物摄入。（III级证据）

NHMRC 等级矩阵		
证据基础	循证指南中报道了 I、II、III级循证证据 筛查工具来自循证指南的 NHMRC B 级建议 评估工具来自循证指南的 NHMRC C 级建议	B
一致性	结果都具有一致性	A
临床效果	临床效果未知，但可能有较高的影响	U
普遍性	验证研究是在 PI 人群中实施的	U
适用性	适用于所有医疗卫生机构	A
其他因素	在澳大利亚土著人群、新西兰毛利人及太平洋岛人群中没有研究，包含亚洲人群的试验不清楚	

推荐意见 6

使用可靠的并适合临床机构的营养筛查和评估工具进行营养筛查和评估	B

营养评估实践要点

▶ 向营养专家咨询患者的营养筛查和营养评估意见。

▶ 向营养专家咨询如何选择合适的营养筛查和评估工具。（见附录 E）。

记录

记录所有的营养评估，包括参考意见。

5.7　社会心理评估

社会心理因素会影响患者的疾病经历，个人倾向，管理的依从性及所有和护理有关的反应。[20]

全面的社会心理评估包括以下几个方面：[4, 15, 20]

- ▶ 精神状态
- ▶ 心理学症状，包括抑郁
- ▶ 患者喜好
- ▶ 护理目标
- ▶ 社会支持
- ▶ 文化和种族
- ▶ 生活质量
- ▶ 经济支持和教育需求

5.7.1 护理目标

护理目标需要由多学科团队共同制定，团队成员应包括患者及其照顾者。尤其是当给予患者姑息性照顾时，更应将合适的护理目标纳入到患者管理计划中。对于接受姑息性照顾的患者，由于多风险因素及总的身体健康状况较差，更容易增加发生 PI 的风险，对于这类患者来说，PI 的预防和治愈也是不切实际的护理目标。对于接受姑息性照顾的患者更重要的是注重管理患者的症状、舒适度及生命质量。[4, 6] 在对患者的护理过程中，护理人员要和患者及其家属一起，根据患者的病情发展对护理计划和目标进行重新评估。

5.7.2 教育

对患者及其照顾者进行相关知识的教育是成功实施 PI 管理的重要部分，也是在实施预防性策略中能够与患者及家人很好合作的重要保证。患者及其家人应该清楚的理解 PI 的影响及其预防的重要性，以及 PI 的风险因素及可以降低或避免其发生的方法和策略。这点对于居家护理及即将出院的患者很重要。[1]

证据总结

社会心理因素对 PI 的影响

一项基于 10 个高质量的定性研究和 21 个定量研究（大多是交叉设计研究）的系统回顾报道了 PI 及其预防对患者生活质量的影响[15]。回顾指出了 PI 对患者各个方面的影响，包括：总体健康，机能活动，社会活动，与他人的关系，睡眠，经济和知识。回顾强调了要对影响因素进行调查及将干预措施纳入管理计划中，以便于应对问题的发生（Ⅳ级证据）。

患者教育

一项对于脊髓损伤患者的横断面的研究[27]报道了与 PI 发展的相关因素。5 个研究提供了中级证据表明对于脊髓损伤慢性阶段的患者，患者较低的教育程度与 PI 发生率的上升有关。（Ⅳ级证据）

WOCNS 指南[6]中包括一项共识推荐意见：患者及其照顾者需要接受有关于 PI 的风险因素知识的教育，内容包括伤口分期和愈合，营养，皮肤护理和观察，伤口护理，支持性措施和预防性策略的应用。

RNAO 指南[20]中包含共识推荐意见：患者及其照顾者需要接受结构式的教育计划，以达到一个合适的教育水平，其教育的内容和 WOCNS 指南建议的内容相同。（共识）

目前没有证据表明对患者的教育可以减低 PI 的发生。

NHMRC 等级矩阵		
证据基础	等级Ⅳ的社会心理评估研究	B
一致性	结果具有一致性	A
临床影响	临床影响未知	U
普遍性	在已有 PI 患者人群中实施研究	A
适用性	适用于所有医疗卫生机构	A
其他因素	在澳大利亚土著人群、新西兰毛利人及太平洋岛人群中没有研究，包含亚洲人群的试验不清楚	

推荐意见 7

收集患者的社会心理病史资料，判断影响 PI 防治的因素	C

推荐意见 8

对患者进行有 PI 防治的教育	CBR

社会心理评估实践要点

在给予患者及其照顾者进行 PI 的预防及治疗的相关知识教育前，要评估患者及其照顾者的认知能力。

记录

▶ 记录所有的社会心理评估。

▶ 记录对患者教育过程，包括所有的对患者及照顾者的教育内容。

6 压力性损伤的预防

6.1 临床问题

在系统回顾及基于临床的循证指南中报道了哪些预防 PI 的措施？

这些措施中哪些能够有效的降低 PI 发展的风险因素？

6.2 皮肤保护

保护皮肤是预防 PI 和皮肤破损的首要措施。皮肤保护包括管理 PI 的内在和外在的风险因素。保护皮肤首先要考虑的是消除剪切力、摩擦力和潮湿。

证据概要

WOCNS 指南[6]中建议实施措施减轻 PI 的风险因素。（共识）

NPUAP/EPUAP 循证指南[4]建议消除外部因素来降低皮肤风险，尤其是潮湿，剪切力和摩擦力。指南中建议通过对失禁的管理及给皮肤涂润滑油来保护皮肤不受潮湿及通过使用一些器具降低摩擦力和剪切力[4]。（共识）

推荐意见 9

执行预防措施保护患者的皮肤	CBR

保护皮肤实践要点

- 合适的体位（见 6.5）及使用分散皮肤表面压力的方法（见 6.4）帮助减少摩擦力和剪切力。[4, 6, 20]

- 应用合适的搬运技巧结合专业保健及安全指南中的建议来给患者安置体位及进行搬运。

- 提供辅助转运的设备，帮助独立转运患者减轻剪切力和摩擦力。[4]

- 不要用力按摩患者的皮肤。[4]
- 制定和实施个体化的失禁管理计划。[4, 6]
- 使用适合皮肤 pH 值的清洁剂以及充分擦干皮肤避免过度潮湿。[2]
- 使用水润性皮肤润滑剂保持皮肤水合作用。[4]

6.3 口服营养

目前尚没有关于日常饮食对防治 PI 的作用的研究。目前的研究主要集中在附加营养支持上（如补充维生素）。

证据总结

目前有三项关于预防 PI 的口服营养供给（ONS）和肠内管饲营养（ETF）的系统回顾[38～40]。一项回顾[40]包含 15 个试验（8 个随机对照试验，1 个对照试验，1 个前后对照试验和 5 个分层试验）。第二项回顾[38]仅包含随机对照试验（$n = 8$），第三项回顾[34]包含 5 个随机对照试验。各回顾中含有同样的随机对照试验，试验的质量不高。[38～40]

4 个随机对照试验（共 $n = 1224$）研究了口服营养支持与常规护理（无营养支持）或服用安慰剂对老年人 PI 预防效果的比较。在这些研究中口服营养供给一般由在标准饮食上增加高蛋白饮食组成，期限从 14 天到 26 周不等[39, 40]。一项最大的实验（$n = 672$）结果显示，在对基线的相关因素（依赖水平、PI 的风险因素使用 NORTON 评分）进行调整后，营养的供给对 PI 的相关性的意义降低了（实验对照组 RR 1.57，95%CI：1.30～2.38，$p = 0.04$）[39]。其他三组试验规模太小，不能得出显著差别。[38, 39]一个同类型的联合研究结果显示口服营养供给后，PI 发生率明显降低（OR：0.75，95%CI：0.62～0.89，p 未报告）。[40]一个附加的试验研究在标准医院饮食外使用 ETF（每天 1500 kcal 标准）。这和常规医院饮食进行比较。在 Meta 分析中增加该试验以保持使用 ONS 防治 PI 研究的同质性。从 5 次研究（$n = 1325$）中的合并结果显示 OR = 0.74（95%CI：0.62～0.88，p 未报告），这转换成需治疗数（NNT）是 19.25（比如 19.25 个患者需使用口服营养供给治疗能预防一例 PI）[40]。然而，ETF 干预的接受度出现问题，第一周试验中仅有 40% 的人群同意使用 ETF，第二周这个比例降到 16%[38]。从这些低质量试验结果显示每天两次的口服营养供给高蛋白将降低成人 PI 的风险。[38, 40]（Ⅰ级证据）

NPUAP/EPUAP 循证指南[4]包含一个 A 级推荐，支持在上述同样试验中使用高蛋白口服营养支持（ONS）。（Ⅰ级证据）

WOCNS 指南[6]中包含和 NPUAP/EPUAP 指南中共识推荐意见使用高蛋白口服营养支持。（共识）

NHMRC 等级矩阵	证据等级	
证据基础	两项系统回顾及一个小型研究统计分析	A
一致性	小样本的试验没有发现显著影响	B
临床效果	小的临床效果	C
普遍性	有 PI 高风险人群中尝试	A
适用性	适于所有医疗卫生机构	A
其他因素	在澳大利亚土著人群、新西兰毛利人及太平洋岛人群中没有研究，包含亚洲人群的试验不清楚	

推荐意见 10

对 PI 高危患者，除了提供常规饮食外，还要提供高蛋白的口服营养制剂	B

营养实践要点

▶ 为降低 PI 风险，被确认为营养不良或有营养不良风险的患者要：[4]

每天每千克体重最少摄入 30 ~ 35 kcal 能量；

每天每千克体重摄入 1.25 ~ 1.5 g 蛋白；

每天每千卡摄入 1 ml 液体。

▶ 脊髓疾病患者因活动量降低和肌肉萎缩减少能量摄入的需要：[41]

截瘫患者：每天每千克体重（29.8 ± 1.2）kcal；

全瘫痪者：每天每千克体重（24.3 ± 1.1）kcal。

▶ 当确定饮食摄入需要时，需要同时考虑患者病情诊断。[41]

▶ 增加口服营养摄入的原则请参照适当的国家临床指南。

▶ 决定在有 PI 风险人中使用肠内营养时，必须根据相关证据指南的指导实行。

▶ 考虑将营养缺乏或 PI 高风险的患者交给营养师。[6]

6.4 支撑面

支撑面是指接触患者的一个表面，用于管理压力负荷、剪切力、摩擦力和微环境。这些支撑面包括病床、手推车、手术台床垫、多功能床和坐垫等的表面。它通过增加身体表面面积或改变身体与支撑面的接触面积来降低表面压力（即降压和减压）。[4]

研究认为界面压力或患者身体与支撑面间的压力与 PI 的发展相关。一项系统回顾[42]报告了 7 个中高质量的关于界面压力对 PI 发展影响的前瞻性实验研究。由于患者类型、压力测量方法和测量结果不同，作者难以总结或形成界面压力对 PI 发展影响的一个标准化量性预测值。这些研究的对象包括有 PI 发生风险的成年人（尽管没有明确的风险评估方法），现有的 PI 患者和外科患者，随访时间从 48 小时到 12 个月不等。界面压力的测量由各种压力测量设备，包括单细胞压力传感器和压力映射垫来进行。这些测量设备可用于各个身体部位（如骶尾部、足跟）和各种体位下（如坐、躺）的测量。其中两项实验结果显示界面压力与 PI 发生率呈正相关。一项研究显示界面压力越高，足部 PI 发生越快；另一项显示界面压力越低，PI 愈合越快。该回顾指出：尽管其他因素如摩擦力、内部压力、患者的健康状况或活动能力会影响界面压力临床阈值的识别，界面压力与 PI 的发生以及愈合都存在决定性的关系。[42]

6.4.1　支撑面的类型

支撑面主要有两类：被动（持续低压）支撑面和主动（交替压力）支撑面。

被动（持续低压）支撑面可以是电动或非电动的，能够根据压力负荷的变化改变其压力再分配的性能。该支撑面根据患者的体型（嵌入式或包封式）来塑形，从而在更大的接触面上来重新分配躯体重量。虽然患者保持某一体位时界面压力会恒定存在，但可以通过增大接触面积来重新分配界面压力。[4, 43, 44]

主动（交替压力）支撑面不论压力负荷多大，均可通过机械的方式使压力发生变化。该支撑面通过周期性改变气房的压力，使身体各个部位能够承受更大的压力负荷。[4, 43, 44]

图 6-1、表 6-1 描述了支撑面的类型和它们的特性。

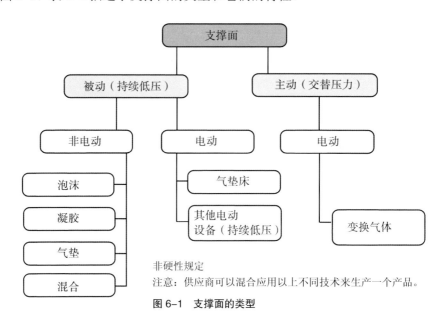

非硬性规定
注意：供应商可以混合应用以上不同技术来生产一个产品。

图 6-1　支撑面的类型

表 6-1　支撑面类型[4, 44]

	名称	定义	优点	存在问题
被动（持续低压）	高规格泡沫	如表 6-2 所述高规格泡沫床垫	• 重量轻巧容易定制做 • 保养方便	• 压缩速度快 • 增加绝缘及耐热
	凝胶	• 由凝胶填充制造的支撑面	• 给予控制特定体位 • 热传导体	• 重 • 需要保养 • 可能会渗漏 • 增加皮肤湿度 • 少许陷入
	空气	• 由空气填充制造的支撑面	• 高水平压力再分配 • 轻 • 可定制充气特性	• 成本高 • 需要培训工作人员 • 被动体位应用受限 • 可能发生漏气 • 搬运和安置困难 • 压力控制泵会产生噪音 • 可能引起皮肤干燥 • 需要电力供应
	气垫床及其他电动设备	• 电动力将空气填充气囊并且从气囊逸出空气，并非所有电动装置的气垫床都是持续低压（如持续的空气流动）		
主动（交替压力）		• 使用机械方式在一个循环周期内产生可变换压力的支撑面	• 在 PI 部位作周期性压力释放 • 可定制充气特性	• 压力控制泵会产生噪音 • 可能发生漏气 • 搬运和安置困难 • 一些患者有类似晕船症状 • 成本高 • 可能有触底感 • 需要电力供应

6.4.2　被动（持续低压）支撑面

对压力支撑面进行的研究主要集中在对被动（持续低压）支撑面或主动（交替压力）支撑面与"标准"医院床垫的效果比较；尽管很少报道医院"标准"床垫的规格。医院标准床垫的定义可能会随着时间或设施的改变而发生改变，从而混淆分析结果。

在这个领域的研究建议"高规格"泡沫床垫可以最有效的降低压力性损伤的风险。[43] 然而，随着高规格泡沫床垫使用的进展，其他各种普通床垫（如类似装蛋箱的泡沫）在多数医疗机构中不建议使用。

关于高规格床垫的研究报导了品种多样的产品，但通常没有提供它们详细的特性。指南编写组制定了表 6-2，提供了一个特性的概述以满足对高规格床垫使用的需求。

表 6-2　高规格泡沫床的共识推荐意见 [45]

特征	说明	高规格床垫
分类	根据澳大利亚标准（AS2281-1993）分类 [46]	类型 H/HR [46] H- 常规弹性，高承重 HR- 高弹性 LR- 低弹性
多层	多层不同等级、类型的泡沫改变了设计特性。不同的硬度、密度层组成一个可增加承重力的更坚固的底部。 缓慢回弹泡沫令接触面增加，压力重新分配，降低压力的最高点同时使骨突处陷入。 可能增加皮肤表面温度	共有特征
具 密度、硬度 的 单层床垫	密度是指每立方米泡沫的负重 kg/m³。硬度是指泡沫"压迫弹回"和载重的能力。硬度被定义成将泡沫压迫到原本厚度的一定的百分比所需力度（用牛顿计量）。称为压痕力度偏向（indentation force deflection，IFD）。在澳大利亚和欧洲硬度标准是 40%IFD。密度 / 硬度定义了泡沫的级别，用密度跟硬度来做标示	35 ～ 130 kg/m³（具密度、硬度的单层床垫的最小值） 硬度变化存在于上层及中层的多层设计 [46]
支撑因子	通过比率计算来标示泡沫舒适度。公式是： 65% IFD ÷ 25% IFD = 支撑因子，数值越高通常表示感觉更舒适，支撑力更好	IFD：1.6 ～ 2.6 [46]
厚度	除了密度 / 硬度外，床垫还要考虑厚度。不同级别的床垫需要不同的厚度来应对承重，防止压点陷入支撑面（触底感）	150mm [47] 肥胖症患者需增加床垫的厚度 [48]
床垫罩	透湿性：相关测量工具：湿气渗透率（MVTR） MVTR 的增加 [49] 床罩 MVTR 的下降保护泡沫免于水分的降解。MVTR 的改变在局部环境的管理与患者 TEWL（经表皮失水率）之间得到协调。 允许部分泡沫受到浸渍。 起皱现象：可能增加皮肤表面的压力。 剪切力：低摩擦力纤维物料可以降低剪切力 [50]。 感染控制：防水—防止泡沫床垫受污染，在接缝处防止水分进入用防水布盖住拉链。 遵照设备说明以及厂家指南清洗。 阻燃性：材料必须遵循当地标准	MVTR：最小 150 ～ 200 g/（m²·24 h）[51]（相当于正常患者 TEWL）[49] 通常能够双向拉伸
其他考虑	城堡状泡沫：于顶部剪裁部分厚度的泡沫并做成规则的块状以增加接触面，减少摩擦力和剪切力 [52]。 侧壁：增加边缘的硬度与稳定性，方便移动与转运。 安全方面（四型）：需要考虑约束制度，可能减少坠床的发生，但同时可能降低床的移动能力。 铰链系统：床垫需与床型匹配且包含膝盖防撞和头部提升器	共有特性

证据总结

一项基于循证的的系统回顾[43]研究了各种可减少 PI 风险的支撑面。作者纳入了 52 个随机对照试验，主要是中下等质量。该系统回顾更新了一个以前的对床支撑面分析的系统回顾[53]和一个以前的基于循证的系统回顾。[54]在绝大多数试验中参与者被限定为超过 16～18 岁有 PI 风险的成年人，15 个试验的参与者年龄超过了 60 岁。[43]

在文献回顾中，八个随机对照试验对标准床垫和其他的被动（持续低压）支撑面（包括静态空气填充支撑面、充水支撑面、波纹状泡沫和珠状填充支撑面）的效果进行了比较。[43]5 个随机对照试验比较了高规格（可变）泡沫床垫和标准医院床垫。结果显示比医院泡沫床垫更有效的是 Softform® 床垫（RR 0.20，95%CI：0.09～0.45，p 没有报告）和 Comfortex® DeCube 床垫（RR 0.34，95%CI：0.14～0.85，p 没有报告，该品牌已不再出售）。一个随机对照试验发现使用高标准泡沫床垫（RR 0.78，95%CI：0.55～1.11，p = 0.0004）可以显著降低 I 期 PI（不是 II 期或更高）的发生。一个未发表的随机对照试验发现三个可选泡沫床垫和英国国家医疗服务系统在 1994 年使用的标准医院床垫相比可显著降低 PI 风险（RR 0.36，85% CI：0.22～0.59）。第五个随机对照试验中没有任何一组发生 PI。这些试验主要在有 PI 风险的成年人，特别是在急诊病房中的整形外科患者中实施。综合研究结果显示高规格泡沫床垫优于标准医院床垫，前者可降低 60%PI 风险（RR 0.40，95% CI：0.21～0.74，p = 0.039）。[43]（ I 级证据）

两个随机对照试验研究了气垫床对降低 PI 风险的效果，该文献没有对气垫床进行定义，但在一个试验中使用床的品牌是 KinAir™，它被描述有四个空气悬浮区用来制造空气浮力实现压力重分配。一项关于支撑面的研究是在重症监护室（ICU）使用医院标准床垫，而另一个研究使用的是被动（持续低压）床垫。尽管研究汇总的结果支持气垫床（RR 0.33，95%CI：0.16～0.67，p = 0.0020），但是这些试验被认为是低质量的。[43]（ I 级证据）

其他跟标准医院床垫相比可以有效降低 PI 风险的被动（持续低压）支撑面包括：水填充套（RR 0.35，95%CI：0.15～0.79，p 没有报告）、珠状填充床垫（RR 0.32，95%CI：0.14～0.76，p 没有报告）和 Optima® 气垫（RR 0.06，95%CI：0～0.99）。一些试验将不同的被动（持续低压）支撑面之间相互比较，结果发现它们在 PI 发生风险中没有差异；然而这些实验没有充足的证据支持显著差异。[43]（ II 级证据）

这些结果表明被动（持续低压）支撑面，特别是高规格泡沫床垫，比标准医院床垫更有效（如上所述，试验中一般都没有对"标准"床垫进行明确定义）。当前证据显示在降低 PI 风险上各种高规格被动（持续低压）支撑面之间没有显著

差异。[43]（Ⅰ级证据）

没有充足的证据建议使用高规格被动（持续低压）支撑面，但是随着承担高规格泡沫床垫费用的能力增加，他们的使用一般不被推荐。

基于前面一些试验报告，NPUAP/EPUAP 循证指南[4] 做出一个高级别的推荐，即有 PI 危险的患者，应优先考虑应用高规格的泡沫床垫，而非医院标准床垫。[4]（Ⅱ级证据）

NHMRC 等级矩阵		
证据基础	Meta 分析偏倚较小的包括 52 个 RCT，附加随机对照试验有中到高度偏倚的风险来自于循证指南的高级别推荐	A
一致性	调查结果是一致的	A
临床影响	中等的临床影响	B
普遍性	PI 高风险人群的试验	A
适用性	适用于所有医疗卫生机构，但不同的设施可以使用不同的标准泡沫床垫	B
其他因素	在澳大利亚土著人群、新西兰毛利人及太平洋岛人群中没有研究，包含亚洲人群的试验不清楚	

推荐意见 11

在 PI 高危患者的病床和推车上放置高规格的持续性减压泡沫床垫	A

推荐意见 12

不同种类的高规格持续性减压泡沫床垫作用相似，目前尚无特别突出的产品	A

6.4.3 主动（交替压力）支撑面

关于主动（交替压力）支撑面的高水平研究限于可变空气装置，且集中在医院标准床垫与高规格泡沫床垫效果的对比上。

主动（交替压力）支撑面在气房的深度，空气循环周期和机械的稳固度有变动，理想的频率、持续时间、幅度以及充气、放气率都还没有被界定。然而这些信息对于定义主动（交替压力）支撑面及对身体不同部位提供周期性减压的可能性非常重要。

证据总结

基于循证的系统回顾[43] 报道，有 16 项随机对照试验研究了主动（交替压力）

支撑面，然而，在这些随机对照试验中对设备的描述很少。

两个低质量的随机对照试验比较了主动（交替压力）床垫（包括单层和双层的气房）和标准医院床垫。试验使用了固定效应模型，结果显示使用主动（交替压力）床垫者 PI 风险显著降低（70%）（RR 0.31，95% CI：0.17 ~ 0.58，p = 0.0022）。

10 项随机对照试验比较主动（交替压力）支撑面和被动（持续低压）支撑面。一个随机对照试验发现，主动（交替压力）床垫更优越（RR 0.38，95% CI：0.22 ~ 0.66）；然而，由于方法学缺陷，该实验未能提供足够的证据来支持主动（交替压力）支撑面的整体效果。另外 9 个随机对照试验各自发现这两类支撑面之间无显著性差异，基于对主动支撑面（如充气和冲水对比）的实验汇总也显示两者没有显著性差异。综合分析两类支撑面对比的研究（12 项随机对照试验），结果显示 PI 的风险没有显著性差异（RR = 0.85，95% CI：0.64 ~ 1.13，p = 0.28）。[43]由于对用于实验研究的主动（交替压力）支撑面的描述很少，同时该支撑面的功能有较大差异，可能影响实验的结果，即和被动（持续低压）支撑面相比，主动（交替压力）支撑面没有显示更大的优越性。（Ⅰ级证据）

基于以上一些试验报告，NPUAP/EPUAP 循证指南[4] 做出一个高级别的建议，即有 PI 风险的患者，应当使用主动（交替压力）支撑面，尤其当不可能定期改变体位时。（Ⅱ级证据）

NHMRC 等级矩阵		
证据基础	Meta 分析（包括 10 个随机对照试验）偏倚风险较小 附加随机对照试验有中到高度偏倚的风险 来自于循证指南的高级别推荐	A
一致性	调查结果是一致的	A
临床影响	适度的临床影响	B
普遍性	PI 高风险人群的试验	A
适用性	适用于所有医疗卫生机构，不适用于脊髓损伤患者	B
其他因素	在澳大利亚土著人群、新西兰毛利人及太平洋岛人群中没有研究，包含亚洲人群的试验不清楚	
反对意见	指南制定组就建议达成共识	

推荐意见 13

主动（交替压力）支撑床垫可作为高规格的持续性减压床垫的替代品，也可适用于高危患者	A

6.4.4 选择支撑面

为不同患者选择最合适的高规格支撑面的证据很少。表 6-3 总结了选择支撑面时要考虑的因素。

表 6-3 选择支撑面时应考虑的因素[1]

患者因素	• 风险因素（见 5.2） • 风险和皮肤评估 • 体重，身高和体质指数 • 年龄 • 失禁	• 认知能力 • 活动度 • 临床情况 • 舒适度 • 个人喜好
环境因素	• 剪切力 • 摩擦力 • 压力	• 湿度 • 温度
设备特点	• 耐久性 • 顺应骨隆突处的能力 • 允许浸入但无触底感 • 减压 • 能够管理皮肤表面微环境 • 阻隔液体和细菌 • 阻燃性 • 最大重量，重量和宽度的限制	• 易于使用 • 易于搬运 • 易于运输 • 稳定性 • 清洁和维护 • 可得到 • 成本
供应商因素	• 资金支持 • 提供清洁和维护	• 医疗机构（如居家、老人院、医院）

6.4.5 羊皮制品

一个医疗级羊皮制品是要符合国际公认的澳大利亚标准。澳大利亚标准的医疗羊皮制品规定了最低皮革质量、羊毛类型、羊毛的密度和长度。在澳大利亚，医疗级羊皮制品需明确标识：[55]

- 制造商的认证
- 洗烫要求（如温度）
- 指定大小的羊皮
- 防止尿液浸渍

证据总结

基于循证的系统回顾[43] 报告了 4 个随机对照试验，研究了医用羊皮制品对于 PI 的预防效果（其中两个试验使用了澳大利亚特定天然羊皮制品，而其他两个试验没有说明羊皮制品的类型）。其中一项试验的样本量太小，难以发现羊皮制品和标准医院床垫之间的差异。其他三个试验分别在骨科，混合住院病房和主要为康复患者的病区进行。试验比较了标准护理（翻身和其他低技术含量的减压设备）和羊皮制品的使用情况。所有试验发现使用羊皮制品效果更佳。结果显示羊皮制品的使用显著降低了 PI 的风险（约 50%）（RR 0.48，95% CI：$0.31 \sim 0.74$，$p = 0.00077$）。此外，有发生 II 期及以上 PI 风险的患者也从羊皮制品使用中受益（RR 0.56，95% CI：$0.32 \sim 0.97$，$p = 0.037$）。这一发现表明，使用医疗级的羊皮制品是降低 PI 风险的一种有效干预措施。[43]（I 级证据）

NPUAP/EPUAP 循证指南[4] 考虑了同样的试验，并认为医疗级羊皮制品在降低 PI 风险方面有一定的作用。

NHMRC 等级矩阵		
证据基础	3 个随机对照试验，中等度偏倚 附加随机对照试验有中到高度偏倚的风险 来自于循证指南的中级别推荐	C
一致性	试验样本量不同，结果不一致	B
临床影响	适度的临床影响	B
普遍性	PI 高风险人群的试验	A
适用性	适用于所有医疗卫生机构，但不同的机构可以使用不同标准的泡沫床垫	B
其他因素	在澳大利亚土著人群、新西兰毛利人及太平洋岛人群中没有研究，包含亚洲人群的试验不清楚	

推荐意见 14

羊皮制品只用作辅助用具。当无法提供高规格被动（持续低压）或主动（交替压力）支撑床垫时，或患者不能得到/耐受这两种床垫时，才考虑使用羊皮制品作为替代	C

6.4.6 卧床患者足跟的保护

证据总结

一项系统回顾[56] 研究了预防足跟 PI 的策略，报道了一个随机对照试验和一个队列试验，研究重点在支撑面和足跟保护装置，但是没有批判性的评价过程，且这些研究的质量不清楚。随机对照试验包括 447 名紧急救护的患者，他们被随机分为两组，一组接受主动（交替压力）的气垫床和充气靠垫（不能变换体位时）；另一组接受被动（持续低压）黏弹性泡沫床垫和一个充气靠垫，4 个小时变换 1 次体位。两组之间 PI 发生率没有差异，但是使用主动（交替压力）气垫床的患者足跟 PI 显著减少，有统计学意义（$p = 0.006$）。这项研究未有进一步去验证效果。

队列试验的研究对象为长期护理机构的 235 例患者，他们使用楔形的黏弹性泡沫垫（一端余 2 cm，另一端余 10 cm）延长了床的宽度。数据表明，使用足跟楔形垫的被视为 PI 高风险的受试者（$n = 162$）与一组使用标准的泡沫枕头急诊患者相比较，发现前者足跟 PI 的发生率显著降低（$p = 0.03$）。虽然这两个试验，提出了一些证据，支撑面可能有助于减少足跟 PI 的发生率，但两项试验在方法上有不足之处。[56]（Ⅱ级证据）

上述系统回顾[56]和基于循证的系统回顾[43]报告了两个中等质量的有关足跟设备的试验。第一个试验比较了用足抬高设备（Foot Waffle®）和用医院枕头抬高足跟的效果，结果显示两者在 PI 风险上没有显著性差异。第二个试验比较了三种设备，Bunny 靴（羊毛材质的足跟保护高垫），装蛋箱样泡沫足跟升降器和气垫。结果发现在减少足跟 PI 风险上三个设备无显著差异。但发现 Foot Waffle® 能增加三倍 PI 的发病率，尽管差异不具有显著性。[43, 56]但是两个系统回顾[43, 56]都得出了类似的结论，也就是说，在专门用于预防足跟 PI 的设备上没有足够的证据。（Ⅱ级证据）

推荐意见 15

任何用于预防足跟部 PI 的用具都须严格挑选，确保其大小合适并能充分地解除压力	CBR

6.4.7　承托座垫

已有许多种类的座垫可供使用，从斜面泡沫承托座垫到充气式座垫。很少对承托座垫的效果作研究。大多数试验关注的是不同种类坐垫之间的差别；但这些试验样本量小、质量低及提供证据不足以推荐特定类型的承托座垫。

证据总结

一项基于循证的系统回顾[43]报告了四个比较不同坐垫的随机对照试验，在一个随机对照试验中，平板泡沫垫和一个定制的异形泡沫垫相比，在 PI 的发生率上并没有表现出显著性差异。第二个随机对照试验比较了 Jay® J-gel 和泡沫轮椅靠垫，PI 的发生率虽然降低了（$RR\ 0.61$，$95\%CI：0.37 \sim 1.00$），但差异没有统计学意义；一个随机对照试验比较斜面泡沫垫和一个后切的轮廓泡沫垫，没有发现显著性差异；最后一个随机对照试验比较了一个标准装蛋箱样泡沫垫和一个专为轮椅使用者的减压垫，结果也发现没有统计学差异。[43]（Ⅱ级证据）

从一个 RCT 和非随机试验中，NPUAP/EPUAP 循证指南[4]提出了证据，两个试验均在成年人中进行，比较应用压力支撑垫和不使用支撑垫的效果。在小规模随机对照试验中（$n = 32$），组与组之间 PI 的总体发生率没有显著差异，但压力支撑垫使患者的坐骨压力所致损伤显著减少（$p < 0.005$）。在非随机试验中使用压力支撑垫的患者其 PI 发生率较低（$p < 0.0001$）。[4]（II 级和 III 级证据）

NHMRC 等级矩阵		
证据基础	6 个随机对照试验，高度偏倚	D
一致性	调查结果是一致减少 PI	A
临床影响	适度的临床影响	B
普遍性	PI 高风险人群的试验	A
适用性	适用于所有医疗卫生机构	A
其他因素	在澳大利亚土著人群、新西兰毛利人及太平洋岛人群中没有研究，包含亚洲人群的试验不清楚	

推荐意见 16

为坐于椅子或轮椅上的高危患者选用支撑性坐垫	C

支撑面实践要点

· 选择支撑面，不应仅仅单独根据风险评估分数或界面压力测量结果，[57] 还需考虑表 6-3 中列出其他的因素。

· 无论是否应用支撑面，都应给患者及时变换体位，并定期做相应的皮肤评估。[4]

· 检查触底感。

· 被动（持续低压）支撑垫：将手掌心朝下，放置于支撑面和患者骨突的最低处（例如坐骨结节）之间，以确定支撑垫陷进了多深，当患者坐位和（或）仰卧位时最低骨突处和床垫底部至少应该 5 cm。[45]

· 主动（交替压力）支撑面：将手直接放在患者和释放气体的气房之间滑动，如感觉最微小的接触则确定充足的支撑。

· 在患者与床垫之间避免使用过多的床单。

· 选择支撑面时，考虑和监测皮肤的微环境，尤其适用于封闭的足跟保护装置。

· 避免使用人造羊皮制品、圈／环形设备和充液手套／袋。[4]

· 羊皮制品和非伸展性织物会阻碍高标准床垫的良好利用，但是当 PI 主要风险因素为潮湿和摩擦时，可以很好地利用这些物品。

- 选择翻身装置和失禁垫时，应该选择合适的尺寸，避免超出床单和垫子。[4] 尽可能避免使用塑料制品，因为它们增加皮肤上的热量和水分潴留。[44]

- 不要让患者在便盆、便器或搬运装置上停留过长时间。[4]

下肢：

- 只有枕头纵向放置在下肢下面，足跟被抬高，才能有效地卸载足跟的压力。[4]

- 足跟保护装置应完全抬高并沿着小腿分散重量，不将将过度的压力置于跟腱上。膝盖应轻微屈曲。[4] 坐在椅子上时，任何踏凳使用也应遵守同样的原则。

- 固定足跟的泡沫、纤维填充物、羊皮制品和空气填充靴应选择性的使用，可有效地减少摩擦力和剪切力，但如果它们移位则是无效的。躁动不安的患者慎用。

- 应考虑床上用品、医疗器械和外科治疗袜（比如抗血栓袜）给脚趾、下肢带来的压力。

危重患者：

- 为局部／全身氧合和灌注差的患者和因医疗原因不能变换体位的患者选择一个交替压力的支撑面，以最大程度减压。[4]

- 应特别考虑到这组患者的微环境。

- 为急性脊髓损伤以及骨盆骨折患者在选择主动（交替）压力支撑面时要咨询专业医生。

设备：

- 每次重新安置患者以及转运后，要检查支撑面是否处于功能状态。

- 任何支撑面，应根据制造商的说明进行使用和保养。建议每年进行安检，以确保装置的完好。

- 支撑垫需按患者和患者坐位时椅／轮椅的实物尺寸定做。为受困于轮椅或移动受限的患者征求坐位治疗师的意见（如职业治疗师、物理治疗师）。[4]

- 不要使用小腔（直径＜ 10 cm）的交替压力床垫和外罩，因为他们不能充分充气以确保适当的压力的再分配。[1, 4]

- 所有设备使用时应大小合适，并有制造商提供的专门外罩。

- 电气设备需要电子认证和定期的电气安全检查。

- 在可能的情况下，床应足够宽，当患者从一侧翻转到另一侧时不触到床边（或栏杆）。[4]

- 确保支撑面和床适合一起使用（比如没有过多的间隙或相互夹杂）。

- 床垫外罩必须在床垫上使用，外罩决不应直接放置在裸床上。请注意，外罩将改变床的高度并有可能降低床栏的有效性，从而增加坠床的风险。

记录

- 需要记录有关支撑面的干预情况、效果评估及患者管理计划的改变等信息。[58]

- 记录设备年检情况。

6.5 患者体位

身体某部位的持续压力会引起软组织损伤导致局部缺血。在正常情况下，持久压力造成的损伤产生的疼痛，会促使个体改变体位。在患者因体力限制无法自己改变体位，或患者感知觉降低和检测疼痛能力受损，不能变化体位是PI的一个重要的风险因素。定时改变体位是预防PI的一个重要组成部分。[4] 改变体位，也有利于患者的舒适、尊严和功能。[4] 此外，改变体位也提供了一个与患者进行交流的机会，进行皮肤一般状况的密切观察，并提供食物和液体—基础护理通常需要在此时进行。

证据总结

第一项系统回顾[59] 研究了改变体位对减轻PI发展的有效性，但只包括以PI总发生率作为结果测量的研究，研究者纳入了之前的两项系统回顾和三个符合纳入标准随机对照试验。[59] 第二项系统回顾[39] 报道了同样的随机对照试验中的两个，并把它们评为中、高等质量。

第一项系统回顾[59] 中的两项SR得出了有关改变体位预防PI有效性的相矛盾的结论，其中一个结论是当和其他的预防策略同时使用时，改变体位是有效的，第二项认为几乎没有证据支持常规改变体位并呼吁进行进一步适宜体位的研究，而不是比较改变体位的计划。[59]

第一个随机对照试验比较了2个小时改变体位和4个小时改变体位的方案，两者都与支撑面的使用相结合。参与者都是长期接受护理服务的居民（平均年龄87岁），主要结果测量是平均随访15天PI的发生。II期PI的发生率没有统计学差异（2小时组的16.4%对比4小时组21.2%）。试验中34%的患者在协助下能自发的改变体位，从30°侧卧位到仰卧位。[59] 在第二个随机对照试验中838名长期护理服务的居民（平均年龄84.4岁）改变体位用了四个不同的方案（2、3、4或6小时更换体位一次，在30°侧卧位和30°半卧位之间变换）。对照组接受的护理基于临床医生的判断（包括交替压力垫、羊皮制品和凝胶垫）。改变体位持续时间较长的参与者也能得到一个黏弹性泡沫垫。组与组之间I期PI的发生率没有显著性差异；[39, 59] 然而，每4个小时改变体位和接收黏弹性泡沫垫的患者在II期或更高程度的PI的发生率上有显著降低（3% vs 14.3%～24.1%，$p = 0.002$）。[59] 组间使用不同的支撑面可能造成这样的结果。第三个随机对照试验比较了一个 30°的骨盆倾斜体位方案和一个 90°侧卧位方案，两组体位改变按常规护理要求（两组均每 2～3 小时）。参与者为长期护理服务的居民（平均年龄 70 岁）。在随访期间（一晚）I 期 PI 的发率没有显著性差异。[39, 59] 两项系统回顾[39, 59] 对这些试验得出不同的结论，一项结论为比每 4 小时更为频繁的改变体位能达到 PI 发生率上的没有进一步降低；[59] 第二项总结为，标准的每 2 小时翻身方案是最合适的管理策略。[39]（II 级证据）

从随机对照试验中，NPUAP / EPUAP 循证指南[4] 提出了证据支持这样一个建议，患者改变体位以减少脆弱的身体部位的压力接触时间和压力大小（II 级证据），一个小规模的交叉试验（$n = 57$）比较了大于或小于 2 小时的体位方案，坐的时间超过 2 小时的患者更容易发生 PI（7% vs63%，$p < 0.001$）。指南作出了一个中等级别的建议，即在没有减压的情况下应限制坐在椅子上的时间（III 级证据，与相关人群有关）。该指南还建议，体位改变的频率应依据患者的危险度，活动度，整体治疗目的（达成共识）和患者支撑面的管理而确定（II 级证据）。

RNAO 循证指南[20] 使用一项研究以支持一个建议，即有 PI 风险的患者要改变体位,无论其是否使用了压力管理装置,但没有提供体位和体位改变频率的指导。（II 级证据）

WOCNS 指南[6] 也提出了上述证据,该指南包括一个 B 级推荐,即患者应改变体位（II 级研究）。该指南建议,既然对常规体位改变的最佳时限没有证据,体位改变的频率应由患者的个人医疗情况,活动度和个人偏好而定。

NHMRC 等级矩阵		
证据基础	对于任何体位改变： 　三个随机对照试验，低度偏倚 　基于循证指南的高级别推荐 对于常规的体位改变： 　两个随机对照试验（偏倚水平未知）	A C
一致性	个性化的体位改变是一致的。 常规体位改变的结果不一致，可能与同时并存的支撑面有关	A B
临床影响	改变体位的临床影响是高的，但使用常规方案的影响未报道，仍然不明	A
普遍性	PI 高风险人群的试验	A
适用性	无论患者压力表面是否进行了管理，均适用于所有医疗卫生机构	A

| 其他因素 | 在澳大利亚土著人群、新西兰毛利人及太平洋岛人群中没有研究，包含亚洲人群的试验不清楚 | |

推荐意见 17

| 为患者翻身或改变体位，可以减轻包括骨隆突处及足跟在内的好发部位的持续受压时间和强度 | A |

推荐意见 18

| 根据患者发生 PI 的风险、皮肤反应、舒适度、功能水平、治疗情况以及所使用的支撑面的特点来决定翻身的频率 | CBR |

6.5.1 卧床患者的体位

证据总结

一项系统回顾[59]报道了两个随机对照试验，试验发现患者自发的改变自身体位，尤其是摆放在一个 30° 仰卧位时，表明该体位减压的进一步研究可能有必要。这些患者(所有长期护理的老年人)进行了广泛的支撑面的使用，有黏弹性泡沫床垫、静态泡沫床垫、气垫床和交替压力床垫[59]。（Ⅱ级证据）

NPUAP/EPUAP 循证指南[4]提供的证据来自一个对健康志愿者所作的实验室研究，研究发现当患者在 30° 侧斜位和俯卧位时。接触面的压力显著降低，90° 侧卧位接触面的压力最高。指南建议患者采取右侧 30° 侧斜位、平卧和左侧 30° 侧斜位的交替进行；如果患者的医疗状况排除了其他因素也可采取俯卧位。（Ⅱ级证据，与相关人群有关）

NHMRC 等级矩阵		
证据基础	一项系统回顾里有两个随机对照试验（偏倚水平未知） 基于循证指南的低级别推荐	C
一致性	结果是一致的	A
临床影响	临床影响未报道，仍然未知	U
普遍性	一个由健康志愿者进行的实验室背景下的试验 两个 PI 高风险人群的试验	A
适用性	无论患者压力表面是否进行了管理，均适用于所有医疗卫生机构	A
其他因素	在澳大利亚土著人群、新西兰毛利人及太平洋岛人群中没有研究，包含亚洲人群的试验不清楚	

推荐意见 19

安置患者于左右交替的 30° 侧卧位或者半卧位。如果患者的身体状况无法耐受其他体位，则采用俯卧位。	C

推荐意见 20

每次变换体位时都要注意观察骨隆突处及足跟处的情况	CBR

6.5.2 坐位患者的体位

证据总结

一项系统回顾[60]研究了因神经受损而不能走动的患者后或前倾坐位（或和直立位比较或比较倾斜角度）。包括 19 个小规模、低质量的研究（随机和非随机试验，主要为交义研究，最大样本量为 20 名参与者）。 10 项研究是在青少年人群中进行，主要为脑性麻痹，9 项试验在成人中进行，主要为脊髓损伤。主要结果指标是在很短的时间范围内（最多 20 分钟）间接测量 PI 的进展，包括骶骨和坐骨结节的压力负荷。一个采用了随机效应模型的 Mete 分析，分析了五个研究，这些研究比较了倾斜坐位与直立坐位对平均界面压力的影响。分析表明，坐骨结节下压力有减少，在 24 mmHg（95% CI: 4.19 ~ 43.80, $p = 0.02$）和 24.80 mmHg（95% CI: 7.16 ~ 42.44, $p = 0.006$）之间。所有研究包括逐一分析均表明压力减少；然而，一半以上结果并不具有显著性。汇总分析，包括成人和儿童的研究，不同的倾斜方向和各种附加干预措施（如加压垫子）。[60]这种多相性降低了 Mete 分析是否恰当和其结果的可信度。这个回顾[60]提供了一些证据表明，至少 20° 的后倾斜坐位可能会降低坐骨结节的压力负荷，但减少 PI 的发展直接效应不能证明。[60]（Ⅰ级证据）

推荐意见 21

减少患者在没有减压措施下保持坐姿的时间	CBR

实践要点

- 无论患者是否使用支撑面，都应进行翻身。
- 每当患者体位改变时应评估患者的皮肤状况和舒适性，如果患者没有达到预期的反应需考虑改变频率和体位的方法。[4]
- 当给患者改变体位时，可通过使用移动辅助器具来减少摩擦力和剪切力。[4]
- 尽可能避免压迫有红斑的骨隆突出处（包括足跟）。[4]
- 确保足跟不接触床表面，[4]并经常检查足跟处的皮肤。

- 当床头需抬高采取坐位时，使用辅助工具如枕头支持上半身，以减少骶骨和尾骨上的额外压力。
- 抬高床头之前，先向上移动患者和提高膝关节并弯曲。这有助于避免患者在床上下滑而造成的剪切力。
- 为不能忍受体位频繁和（或）较大变化患者考虑，可进行频繁、较小幅度的体位变动。[4]

椅子或轮椅的坐姿

- 给坐位患者安置体位，应采取一个尽量减少压力、摩擦力和剪切力的姿势，且保持其正常的活动范围。[4]
- 当坐在非躺椅上时，确保患者的下肢有最佳的定位支持（如髋关节，膝关节和脚呈90°）并在患者的活动范围内。
- 为了尽量减少坐骨结节的压力，避免坐位时髋关节大于90°。
- 考虑调整座椅的高度和深度，以改善身体体位支撑。所有患者应有适当的座位离地的高度，以减少剪切力和摩擦力的可能性。

记录

- 记录体位改变的方案，包括频率、位置和体位改变效果的评价。[4]

6.6 手术室使用的支撑面及患者体位

在手术室内，患者由于长时间保持不动，无法应对剪切力和压力造成的疼痛刺激，对其 PI 的发生发展有显著的影响。[4]

手术过程中的 PI 的风险因素：[4]

- 手术时间的长短。
- 手术中低血压发生的增加。
- 手术中体温的降低。
- 手术后 24 小时内活动量降低。

6.6.1 手术室使用的支撑面

证据总结

一项基于循证的系统回顾[43]报告了 4 个低质量的有关手术室的支撑面随机对照试验。

在一项试验中，一个高规格的聚合物黏弹性垫对比"标准"的手术床垫在至少1.5

小时的外科手术的患者中显著的降低了 PI 的风险（RR 0.53，95% CI：0.33 ~ 0.85，$p = 0.0083$）。[43]

在第二项试验中，实验组接受了被动（持续低压）热黏弹性泡沫充水床垫，对照组只接受了充水床垫。由于 I 期 PI 风险的增加，该试验提前终止（17.6% vs 11.1%，$p = 0.22$）。

两项试验比较了患者手术中、手术后都使用 Micropulse® 公司的主动（交替压力）多节充气的支撑床垫，和术中使用被动（持续低压）凝胶垫，术后使用"标准"床垫的效果。手术时间至少 4 个小时。汇总调查结果显示，用 Micropulse® 公司的主动（交替压力）床垫在减少 PI 风险上要优于"标准"的床垫（RR 0.21；95% CI：0.06 ~ 0.70，$p = 0.011$），但是，文献评价者不确信，研究者在手术室研究所花时间是否达到研究效果。[43]（I 级证据）

NPUAP/EPUAP 循证指南[4] 提供上述研究报告和两个附加关于手术室接触面压力的非随机的实验为基础的研究。在健康志愿者中进行的研究表明高规格的持续低压泡沫床垫相比"标准"手术室床垫和凝胶垫接触面压力降低。[4]

NHMRC 等级矩阵		
证据基础	4 个偏倚水平中等的随机对照试验 基于循证指南的共识推荐意见	B
一致性	除了床套外的床垫结果是一致的	B
临床影响	中度的临床影响	B
普遍性	PI 高风险人群的试验	A
适用性	适用于手术室	B
其他因素	在澳大利亚土著人群、新西兰毛利人及太平洋岛人群中没有研究，包含亚洲人群的试验不清楚	

推荐意见 22

在 PI 高危患者的手术台上放置高规格的被动（持续低压）泡沫床垫或者主动（交替压力）床垫	B

手术室支撑面实践要点

- 每次重新安置患者以及转运后，要检查压力支撑面处于功能状态。
- 任何支撑面，应根据制造商的说明进行使用和保养。建议每年进行安全检查，以确保装置的完好。
- 只有支撑面在下肢纵向并抬高足跟时，才能缓解足跟压力。[4]

- 足跟保护装置应完全抬高足跟，在不给跟腱施加过度压力的情况沿小腿分配大腿的重量。膝盖应该轻微的弯曲。[4]

记录

记录在手术中任何支撑面和设备的使用。[4]

6.6.2 手术患者的体位

证据总结

NPUAP/EPUAP 循证指南[4] 提供关于患者在手术室体位共识推荐意见。一项研究发现，健康志愿者在实验室的所有的手术体位，仰卧位提供最低的界面压力，另一项研究发现，当患者的膝关节延长，腘静脉压增加，增加深静脉血栓的风险。[4]

推荐意见 23

手术中患者的体位应为足跟抬高、膝部屈曲、使腿部重量沿着小腿分散，以减少 PI 的风险	CBR

手术室患者体位实践要点

- 考虑使用减压垫保护骨隆突处。
- 通过帮助患者更换体位以减少摩擦力和剪切力。[4]

记录

记录手术过程中的体位。[4]

7 压力性损伤的评估和监测

7.1 临床问题

目前在系统回顾和临床循证指南中已报道过使用什么策略或工具来评估 PI？
其中，哪些策略或工具可提供一个有效、可靠的评估方法？

7.2 压力性损伤的评估和监测

PI 的全面评估有助于制定最为合适的管理计划和伤口愈合的连续监测。

指南发展指导委员会与其他专家组同意连续性创面评估对 PI 的合理治疗至关
重要。PI 在入院时即应评估，并至少每周一次或当愈合状态变化时行正规评估。[4]
每次换药时应进行观察。[4]PI 评估包括：[2, 4, 61]

- ▶ PI 的位置
- ▶ 伤口的大小和深度的测量
- ▶ 渗液的类型和量
- ▶ 伤口床的外观
- ▶ 伤口边缘的情况
- ▶ 临床感染征象
- ▶ 伤口周围皮肤的外观
- ▶ 潜行、窦道和隧道
- ▶ 伤口气味
- ▶ 疼痛和不适的程度

7.2.1 微生物学和组织病理学

当存在临床感染征象时，微生物学检查有助于发现致病菌及进行药敏试验，以确定合适的治疗方法，组织病理学可明确是否恶变或其他病因。

检查应包括：

- 创面拭子或创面组织活检送细菌学分析。[2, 20]
- 若怀疑恶性或其他病变可能，进行创面组织活检。[2]

7.2.2 压力性损伤愈合评估量表

使用一个已经验证的 PI 愈合评估量表有助全面、一致的评估。以下 PI 愈合评估量表已被验证使用：[61]

- 压力性溃疡愈合量表（PUSH©）
- Bates-Jensen 伤口评估工具（BWAT）
- Sessing 量表

7.2.3 愈合预期

关于 PI 愈合时间的调查性研究存在不一致的结果，可能与前后变化包括患者的类型有关。关于 II 期 PI 比 III 期和 IV 期 PI 的愈合时间缩短的证据是一致的，后者一般需两倍的时间， II 期 PI 愈合时间一般需 50 ～ 60 天，而 III 期和 IV 期 PI 则一般需 140 ～ 150 天，在这些研究中，需要长期护理的患者的年龄和营养状况也可能影响愈合速度。[4]

通过给予最佳护理，部分皮层 PI，应在 1 ～ 2 周内得到改善，[4, 6] 全皮层 PI，该时间为 2 ～ 4 周。[4] 大、深、感染创面伴有大量的渗出和（或）附有腐肉或焦痂则不可能在 5 ～ 6 个月内愈合。[6]

证据总结

经过验证的 PI 愈合评估量表

一项系统回顾[61] 报道了临床使用的各种 PI 愈合评估量表的可行性、有效性、可靠性和成本效益。三个量表是：PSST、PUSH© 和 Sessing 量表。PSST（现在被称为 BWAT）和 PUSH© 亦在 NPUAP/EPUAP 循证指南[4] 中报道，并推荐作为经过验证的量表用来评估 PI 的愈合情况。

据报道，BWAT 大约需要 30 分钟的培训，[61] 使用需 10 ～ 15 分钟，具有良好的评估者内信度（0.89），[4] 但仅有部分评估者间信度（0.70 ～ 0.80）。响应度及效度未见报道。[4, 61] BWAT 包括能够评估伤口特点的 15 个条目（大小、深度、边缘、潜行、坏死、渗出、皮肤颜色、水肿、肉芽和上皮化），各个条目采用 Likert 计分法。[4, 6]

PUSH© 量表具备有效度好，可靠性强，评估者间和评估者内信度强（$r > 0.90$，$p < 0.01$）[62] 及可接受的响应度（2 ～ 4 周）。该工具需要 1 ～ 5 分钟来实施，临

床医生大约需要 50 分钟的培训方能使用。这是一个已开发于监测伤口随时间变化恶化或愈合的工具。[4, 61]

　　Sessing 量表具备较好的效度和信度，需大约一分钟来实施，临床医师需大约 30 分钟的培训方能使用。其响应度未见报道。然而，计算 Sessing 量表评估得分所需的时间各异，并报道被认为太广泛，可能减低其实用性。[61]（III级证据）

　　伤口体积

　　Van Lis 等在系统回顾[61]中报道了 3 种测量伤口体积的方法 -- 用温暖无菌的生理盐水（0.9%）填充伤口，用藻酸盐填充伤口，或者用尺子测量伤口的长、宽和深度。盐水填充法的评估者内信度良好（定义为 Kappa or Person's，r 在 0.80 以上），而其评估者间信度较低（< 0.70）。其他方法的信度未见报道。关于测量时间，仅生理盐水填充法有报道（不到 15 分钟）；关于培训时间，仅尺子测量法有报道（15 ~ 30 分钟）。据报道，尺子测量法具备最佳响应度，明显表现出在三周时间具有统计学差异。以上三种方法均报道有较强的相关性（在本文定义为相关系数 > 0.60）。[61]（III级证据）

　　伤口表面积

　　Van Lis 等在系统回顾[61]中报道了用以评估伤口面积的五种方法。尺子测量长、宽显示具备良好的评估者内和评估者间信度及良好响应度，在两周后具统计学差异。使用网格纸法描计或测量面积法亦被报道具备良好评估者内和评估者间信度，后者亦被用以响应度检验（两周后取得显著性结果）。据报道，网格纸法需 5 ~ 7 分钟。使用数字笔或电脑软件描计方法具备良好的评估者内信度，但评估者间信度和响应度未见报道。[61]

　　系统回顾[61]的作者认为尺子测量法是用来评估 PI 伤口大小的最可接受的方法［体积（或）表面积］。该方法简单、相对快速，更好反映伤口的变化，具有良好的可靠性、信度和响应度。该方法仅需最少的临床医师培训，并可能具有最佳成本效益。[61]（III级证据）

NHMRC 等级矩阵		
证据基础	在系统回顾和指南中报道的 II 级研究	C
一致性	结果一致	A
临床影响	临床影响未报道，可能疗效较好	B
普遍性	试验是在现有的 PI 人群中进行的	A
适用性	适用于所有医疗卫生机构	A

| 其他因素 | 在澳大利亚土著人群、新西兰毛利人及太平洋岛人群中没有研究，包含亚洲人群的试验不清楚 | |

推荐意见 24

| 使用经过验证的 PI 愈合评估量表进行评估和监测 | C |

评估压力性损伤的实践要点

经过验证的 PI 愈合评估量表包括：

- PUSH©。
- BWAT。
- Sessing 量表。
- 伤口的测量应该包括长、宽和深度。[4, 61]
- 伤口边缘的描计为伤口愈合过程提供一个可靠的指标。其他测量伤口大小的方法包括使用一次性尺子或者使用具有校准功能的相机拍摄。[4, 61]
- 如果资源允许，可考虑应用计算机计算（测量面积）伤口面积或者数码摄影技术。[2, 4]
- 在重新测量伤口面积时患者的体位应该尽可能的一致，以增加测量结果的准确性。[2, 4]
- 当连续监测显示 PI 未按最佳速度愈合（在 2～4 周内明显改善取决于伤口初始状况）时，需要再次考虑伤口敷料选择和总体管理。

7.3 压力性损伤的分类

　　PI 分类系统提供了一个一致且准确的方法，通过此方法 PI 的严重程度可被交流和记录。这些分类系统可用于 PI 的研究，以及在临床领域中描述 PI 的严重程度。

　　第一个 PI 分类系统于 1975 年由 Shea 开发，[63] 这个分类系统自问世后先后被改进，使它被引证为最常用的分类系统之一。同样也被广泛应用的 NPUAP[64] 和 EPUAP[65] 分类系统也已被多次改进，最近被列入 NPUAP/EPUAP2009 循证指南中。澳大利亚既往的分类系统在 2001 年[1] 被列入 AWMA 后得到广泛使用。

证据总结

　　一项系统回顾[66] 报道了 10 个评价 PI 分类系统评估者间信度的研究。有两项研究评价 EPUAP 1998 分类系统，[65] 两者均包括具备特殊训练的护士评估者，在一系列临床机构下评估患者。结果显示系数从 Kappa0.97（95%CI：0.92 ~ 1.00）至 Kappa0.31。三项关于 NPUAP 系统[64]的研究也显示研究者间信度变异（58% ~ 100% 一致）。改良 Shea 分类系统有中度研究者间信度（Kappa0.42，95%CI：0.10 ~ 0.74）。研究中的方法学问题妨碍了数据的合成，文献评价者认定尚无充分证据推荐某一特定 PI 分类系统。[66]（描述性研究）

一项系统回顾[67]描述 PI 分类系统。该回顾包括 94 篇文献，检索设计为该领域著名专家的论文。该回顾发现，关于第 I 期 PI 的描述有较大变异，用于描述 PI 的术语和分期观点应具有指导性。尽管有经验的卫生专业人员认识到深部组织损伤的发生，最常使用和引证的分期系统（Shea[63]，NPUAP1989[64] 和 AHCPR[68]）未明确这种形式的 PI。该回顾显示为最新的 NPUAP 分期系统的一个前身。[4]（共识）

考虑到缺少证据推荐某一 PI 分类系统作为一个更加可靠的工具对 PI 进行分类，AWMA 的立场是采用一致的术语。在 2011 上半年，通过 AWMA 网站提供的在线调查，从 AWMA 会员及国际健康专家征求意见。超过 400 位来自澳大利亚、新西兰、新加坡和香港的健康专家中的大多数意见是使用最新出版的 NPUAP/EPUAP[4] 分类系统。在泛太平洋地区采用 NPUAP/EPUAP 分类系统寻求达成描述 PI 术语的国际共识。

推荐意见 25

建议使用 NPUAP/EPUAP 2009　PI 分类系统来对 PI 严重程度进行识别和交流	CBR

皮肤解剖

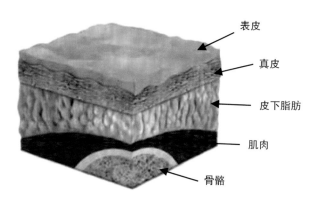

表皮
真皮
皮下脂肪
肌肉
骨骼

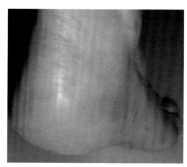

表 7-1　NPUAP/EPUAP PI 分类系统 [4]

第 I 期 PI：不可褪色红斑
1. 完整的皮肤伴有局部无法消褪的红色，通常在骨突处位置
2. 深肤色的皮肤并没有明显的变白，它的颜色可不同于周边皮肤
3. 与邻近组织相比，该部位可能会出现疼痛，坚硬，柔软，更热或冷
4. 深肤色患者难以察觉
5. 可能提示患者处于高风险状态

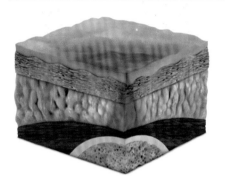
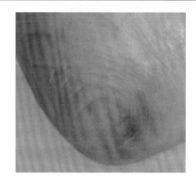

第 II 期 PI：部分皮层丧失
1. 真皮的部分皮层丧失，表现为表浅、开放性伤口，伴粉红色伤口床，无腐肉
2. 亦可表现为完整或开放 / 破裂的充满浆液的水疱
3. 表现为发亮或干燥、表浅溃疡，无腐肉或挫伤（挫伤表明可疑深层组织损伤）
4. II 期 PI 不应当用于描述皮肤撕裂，胶带撕裂伤，会阴部皮炎，浸渍或表皮脱落

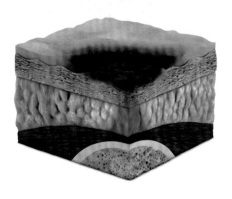
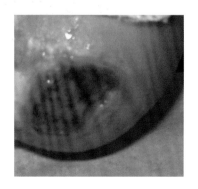

第Ⅲ期 PI：全层皮肤缺损

1. 全层组织的缺损。可能见皮下脂肪，但骨骼、肌腱或肌肉未暴露。可能存在腐肉，但不会阻碍组织缺失深度的判断，可能有潜行和窦道

2. Ⅲ期 PI 深度在不同解剖部位有所变化。鼻梁、耳朵、枕部和踝部没有皮下组织，Ⅲ期 PI 可能较浅。相反，脂肪明显过多的区域可能发展成非常深的Ⅲ期 PI，但未见或不能触及骨和肌腱

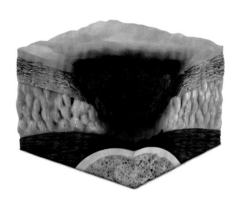
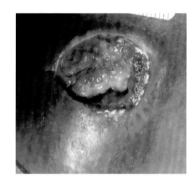

第Ⅳ期 PI：全层组织的缺损

1. 全层组织缺损伴有骨、肌腱或肌肉外露。伤口床局部可出现腐肉或焦痂

2. Ⅳ期 PI 深度在不同部位有差异。鼻梁、耳朵、枕部和踝部没有皮下组织，PI 深度较浅。Ⅳ期 PI 可延伸到肌肉和（或）支撑结构（如筋膜、肌腱和关节囊）并可能导致骨髓炎。可见或可直接触到暴露的骨骼或肌腱

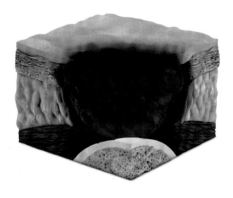
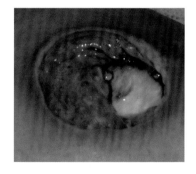

不可分期PI：深度不明
1. 全层组织缺损，其基底被腐烂组织（黄、褐色、灰色、绿色或棕色）和（或）焦痂（褐色、棕色或黑色）所覆盖
2. 只有腐烂组织或焦痂去除充分，才能暴露PI的基底和其真正的深度，因此分期无法确定，足跟的焦痂是稳定的（干燥、粘附牢固、且无发红或波动），可以作为身体自然的屏障，不应去除

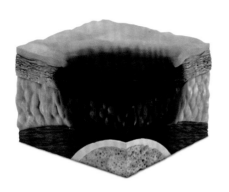 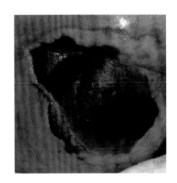

可疑深部组织损伤：深度不明
1. 由于潜在的软组织压力和（或）剪切力损伤，局部区域为紫色或暗紫色或颜色改变，或血疱形成。与邻近的组织相比，这些受损区域的软组织可能有疼痛、硬块、有黏糊状的渗出、潮湿、发热或冰凉
2. 在深肤色人群中深部组织损伤可能很难发现
3. 创面的进展过程中可能会有深色的水疱出现。PI可进一步发展并被薄的焦痂所覆盖，即便使用最佳的治疗方法，病变也仍会迅速发展，暴露多层皮下组织

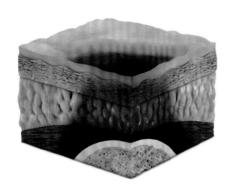 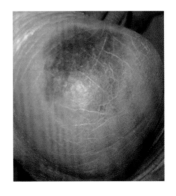

8 关注压力性损伤相关性疼痛

8.1 临床问题

在目前报道的系统回顾与临床循证指南中提及哪些用来评估 PI 相关性疼痛的策略或工具？

在这些策略和工具中，哪一种可提供一个可靠和有效的方法来评估 PI 相关性疼痛？

在目前报道的系统回顾与临床循证指南中，PI 相关性疼痛的干预措施有哪些？这些干预措施中哪些是有效的？

8.2 压力性损伤疼痛的体验

两项系统回顾[69, 70]关注成人 PI 相关性疼痛的体验。两项回顾都包含定性（描述性的）及定量（主要是横断面设计）的研究。第一项系统回顾[69]确认的 26 个研究和第二项系统回顾[70]显示的数据来自于 10 个研究，其中一半同时被 Girouard等[69]报告。

8.2.1 疼痛的发生率

PI 相关性疼痛的发生率尚未在任何研究中报道。在三个超过 100 位参与者的研究中，PI 相关性疼痛的发生率为 37% ～ 66%。使用经验证评估工具的研究，其报告 PI 相关性疼痛的发生率高于非验证评估工具的研究。[69]Gorecki 等[70]报道了大多数的患者至少有些时候是有疼痛经历的。

8.2.2 疼痛的发生和持续时间

Girouard 等[69]报道在六个研究中评估了 PI 相关性疼痛的发生时间，只有其中三个研究只报道了时间点。一个大型的横断面研究发现，12% 的参与者都有持续性的疼痛和 54% 的参与者偶有疼痛或与治疗相关的疼痛。另一项研究表明，20% 的患者疼痛时间不超过每日一个小时，及 55% 的患者经历过休息时疼痛[69]。Gorecki 等[70]报道了类似的变化，可在不同的时段发生疼痛（患者描述有持续性的，反复的，顽固性的，间歇性的）及可能来源于一天的活动（例如更换敷料、伤口接触床褥），或发生在休息时。疼痛的持续时间及其发生的时间没有固定的模式。

8.2.3 疼痛相关因素

PI 患者的严重性或分期与其疼痛发生相关，疼痛随 PI 严重性增加而增加[69]。Gorecki 等回顾报道的[70]相关性研究一致认为 PI 越严重的患者（III 期和 IV 期）更有可能主诉疼痛，且所主诉的疼痛更加频繁和剧烈。[70]

尽管疼痛水平增加并不总是与更换敷料相关，[69]然而在这些时间疼痛体验的报道最常见。[70]患者的疼痛与伤口的受压、伤口清洗的技术、敷料的覆盖和去除等有关。[70]表 8.1 包括了文献报道中其他与疼痛相关的因素。

表 8-1　PI 疼痛的相关因素[69, 71]

PI 的分期及严重性	分期及严重性增加伴随疼痛程度增加
伤口敷料	更换伤口敷料时的疼痛加剧
伤口敷料类型	水胶体敷料较其他敷料能减轻疼痛程度（包括透明薄膜和湿到干的敷料）
种族	不同的种族背景（特别是非英语语言国家）疼痛程度较高
患者年龄	随年龄的增长疼痛程度增加
用药史	服用镇痛药的患者主诉疼痛程度高
支撑面	与其他支撑面相比，使用气垫床的患者主诉疼痛程度较低

8.2.4 疼痛描述

Gorecki 等[70]关注患者疼痛的描述和沟通。回顾中所包括的研究指出疼痛的体验和性质很难描述，患者通常使用隐喻或明喻，例如，"像魔鬼一样疼痛"[70p7]，"感觉好像皮肤被向后上牵拉"[70p7]、烧灼感、搏动性疼痛[70p7]来表达自己的疼痛体验。目前所报道的描述非常多，随着 PI 严重程度增加，描述的差异越大。在 Gorecki 等[70]中所涉及的十个研究中，有超过 40 个词语或描述符，其中最常用于描述疼痛的包括：

- 触痛
- 锐痛
- 搏动性疼痛
- 酸痛
- 烧灼样疼
- 刀割样痛
- 压痛
- 刺痛

据 Girouard 等[69] 报道，疼痛最常被描述为烧灼样，其中 7% ~ 18% 的患者感觉疼痛严重或极度痛苦。

8.3 疼痛评估

对伤口相关性疼痛的初步评估及重复评估是非常重要的。疼痛评估应包括：[4, 20, 62, 69, 70, 72]

- 疼痛的位置
- 疼痛的频率、数值和程度
- 疼痛的特征或性质
- 疼痛发作的时间（例如换药、疼痛的背景）
- 激发因素和缓解因素
- 疼痛对生活质量的影响

8.3.1 疼痛评估工具

使用一个有效的疼痛评估工具有助于更准确地识别疼痛的程度。有调查证据表明患者可能喜爱不同类型的疼痛评估工具（如尺度数值与图片），而在可能的情况下应该提供一个选择。不是所有的疼痛评估工具都能够评估疼痛的其他特性（如疼痛的性质）。

以下疼痛评估工具已被验证可用于评估成人 PI 相关性疼痛：[4, 62, 69]

- 视觉模拟评分法（VAS）
- Wong-Baker FACES 表情疼痛评定量表（FRS）[73]
- McGill 疼痛问卷（MPQ）[74]

以下疼痛评估工具，经验证可用于儿童（非 PI），也可用于儿童 PI 相关性疼痛：[4, 72]

- 0 ~ 10 疼痛评定量表

- Wong-Baker FRS[73]
- 面部、腿、活动度、哭闹、可安慰性（FLACC）评分法[75]
- 经修定的 FLACC 评分法[76]
- 哭闹；要求氧饱和度＞95％；改善生命体征；表情；失眠（CRIES）评分法[77]

证据总结

三项系统回顾[62, 69, 72]报道了疼痛评分已应用于 PI 相关性疼痛的评估。Girouard 等[69]的报道是基于 26 个不同的研究，涉及疼痛的评估、流行病学、发病率及治疗。Pieper 等[72]发现三种用于评估成年 PI 的疼痛评分法，以及大量适用于评估儿童 PI 疼痛的评估工具。第三个问卷调查研究[62]主要关注 PI 疼痛的评估和治疗，以及相关的气味和渗液，包括了 13 个不同的设计的研究。[62]（Ⅱ，Ⅲ，Ⅳ级证据）

Girourard 等[69]报道了 26 个关于疼痛评估的研究，得出结论认为，在用有效评估工具的研究中 PI 相关性疼痛的发生率高于使用非有效工具的研究。调查证据表明，患者可能倾向于不同类型的疼痛评估工具（如尺度数值与图片），如果为患者提供一种选择，疼痛评估的准确性也随之增加。[69, 70]（描述性研究）

Visual analogue scale 评分法

据报道，标准的视觉模拟评分法（VAS）是测量 PI 相关性疼痛强度的一个合适的工具。有一个实验表明伤口分期与 VAS 评分有中等程度的相关（$r = 0.37$，$p < 0.01$），一般性疼痛和 VAS 有中等程度的相关（$r = 0.59$），VAS 评分与面部表情疼痛评分法（Wong-Baker FACEST）评分有很强的相关性（$r = 0.90$）。[4, 62, 69] Girouard 等[69]报道的二次试验，发现当面部表情疼痛评分法评分高时，VAS 评分却变化很明显。[73]（Ⅲ级证据）

FACES 疼痛评分法

在一项交叉研究试验中，对急性护理单元中 44 位 PI 的患者（非认知障碍）的研究中发现，Wong-Baker FRS 和 VAS 之间有很强的相关性（$r = 0.92$，$p < 0.01$），这一点在随后的分析中再次被确认。[62, 69] Wong-Baker FRS 用于认知功能障碍的成人也是可靠的。Girouard 等提到一个关于经修订的 FRS 评分法有效性的实验，是由国际疼痛研究协会开发的一个疼痛工具且通常指的是（FPS-R）。[78]该实验报道，疼痛强度和 FPS-R 疼痛分级在统计学上有高相关性（$r = 0.90$）。[69, 78]（Ⅲ级证据）

McGill 疼痛问卷

关于 McGill 疼痛问卷的调查[74]主要围绕 PI 患者对疼痛的描述和疼痛的等级而开展。测量 PI 相关性疼痛分级的可靠性和有效性是基于一项临床研究，该研究包括了 47 位第 II～IV 期 PI 的实验患者。该研究表明 MPQ 和 FRD 之间有着很强的相关性（r=0.90）。[4] 工具的内在一致性，结构效度和灵敏度在研究一般疼痛上提供了有力的证据。实验发现 MPQ 在临床应用时比较耗时。[69] 建议在认知功能受限的成年人中使用 MPQ 的关于疼痛强度的条目。[69]（III级证据）

儿童疼痛评估

有许多用来评估儿童疼痛的工具的报道；但是没有一个经过验证可用于评估 PI 相关的疼痛。FLACC[75] 被报道用来评估儿童术后疼痛有很高的评估者间信度（r=0.90）。CRIES[77] 评分被报道对在 6 个月以内的儿童可信度是很高的。[4, 72] 有报道经过修正的 FLACC[76] 有中等到较高的组内相关系数（范围 0.76～0.90）。[72]（III级证据）

RNAO 循证指南[20] 提供了一个为患者进行疼痛评估的共识推荐意见。指南建议疼痛的评估应该使用相同的工具经过定期、有规律的评估。MPQ，VAS，FRS 和改良的 FIM 建议用来作为评估工具。（共识）

NPUAP/EPUAP 循证指南[4] 做出了对 VRS，MPQ 和 VAS 有效的验证，指出了一个中等级别的经过验证的疼痛评估工具的建议。指南在评估儿童的 PI 相关性疼痛所选择的合适工具方面提出了共识推荐意见。

NHMRC 等级矩阵		
伤口敷料	在系统回顾中的五个 II 级水平的研究 来源于循证指南的中等级别的推荐	C
一致性	调查结果是一致的	A
临床影响	尚不知道但是可能很高	B
普遍性	验证试验正在目前现有的 PI 人群中进行	A
适用性	适用于所有医疗卫生机构	A
其他因素	在澳大利亚土著人群，新西兰毛利人及太平洋岛人群中没有研究。包含亚洲人群的试验不清楚。有一些经过验证的亚洲版本疼痛评估工具	

推荐意见 26

所有的 PI 患者都应该定期、规范地接受疼痛评估	C

推荐意见 27

使用经过验证的疼痛评估工具进行评估	C

疼痛评估实践要点

- 为患者选择一个经验证的适当的疼痛评估工具（见附录 E）。
- 为患者提供疼痛评估工具，可以增加评估的准确性。[69] 一些患者在数值、文本和图形中有自己的偏爱。
- 使用相同的评估工具，对持续疼痛进行评估[20] 及定期有规律地再评估。
- 疼痛评估应当包括对肢体语言和非语言的线索的观察（特别是对那些有认知障碍的患者和儿童）。[4]

记录

所有的疼痛评估，包括所用的评估工具和评估结果，都需要记录归档。

8.4 压力性损伤相关性疼痛的管理

一个疼痛管理计划需要不断改进及定期回顾。应给予患者适当的疼痛控制措施，当疼痛不能被有效管理时，患者应被转诊到疼痛专科进行治疗。[4]

一项系统回顾报告[72] 指出大量的描述性研究表明在患者使用敷料时，疼痛感会增加。回顾建议使用 World Union of Wound Healing Societies（国际伤口愈合协会）共识推荐意见的原则：[25]

- 观察当前的伤口疼痛；
- 避免不必要的伤口触碰；
- 探讨患者自控技术，将伤口疼痛降至最低；
- 评估感染和坏死的皮肤和周围组织；
- 考虑伤口护理产品的温度；
- 避免用力包扎伤口而使伤口压力增加；
- 定期评估患者的管理计划。

该系统回顾[72] 同时指出目前还没有关于对 PI 相关性疼痛使用全身镇痛的研究。建议采用世界卫生组织（WHO）的癌症止疼阶梯量表，[79] 但使用该表作为 PI 相关性疼痛管理策略还未经专业研究分析论证。世界卫生组织推荐的癌症三级止痛阶梯疗法：[80]

- 开始使用非阿片类药物 ± 辅助药物。
- 如果疼痛持续或加剧，使用弱到中度阿片类药物 ± 非阿片类药物的辅助治疗。
- 如果疼痛持续或加剧，使用中度到强的阿片类药物 ± 非阿片类药物的辅助治疗。
- 如果一种药物无效，不要调整为具有同等疗效的其他药物，而要调整为更强效的止痛药。

推荐意见 28

对 PI 患者的整体护理包括为其制定个体化的疼痛管理计划	CBR

8.4.1 阿片类药物的局部应用

在末梢神经和炎症组织中发现有阿片受体，为局部应用阿片类药物可能会减轻 PI 相关性疼痛提供了一些理论的支持。

证据总结

两项系统回顾[62, 72]报道了局部外用吗啡凝胶的试验。在一个 RCT（$n=5$）双盲交叉试验中，将 10 mg 硫酸吗啡注入 8 g 凝胶中，之后将该凝胶应用于 II 期 或 III 期 PI 并观察疗效。对照组将水注射到凝胶中并经过标准包扎和常规止痛（没有报道）。在吗啡组用 VSA 测出的疼痛指数明显低（$p < 0.01$），但临床意义没有报道，吗啡组没有全身副作用发生。实验的质量没有报道，但样本量小，未能衡量显著成果。在第二个（$n=13$）双盲交叉试验中，研究海洛因凝胶与普通凝胶对 II 期或 III 期 PI 疗效对比。据报道，用五分法测出的疼痛指数，在给药后 1 ~ 12 小时之间明显降低（P 值未报道）。[62, 72]（II 级证据）

NPUAP/EPUAP 循证指南[4]提供了一个 B 级的建议，局部阿片类药物（如海洛因）可以用于止痛。这个建议是建立在上述实验的两个附加实验的基础上，这个证据不包括皮肤溃疡的患者。这个指南报道了一个有七处 II 期到 IV 期 PI 患者的安慰剂对照交叉试验，发现在清创后 1 小时（$p < 0.003$）和 12 个小时（$p = 0.005$）内使用海洛因凝胶疼痛指数有了明显的改善。在一个 15 例 II ~ IV 期 PI 患者参与的回顾性试验中，使用海洛因凝胶在 VAS 疼痛指数上降低了 4 分。[4]（II 级和 III 级证据）

NHMRC 等级矩阵		
证据基础	三个具有高度偏倚的 RCTs，在 SRs 和 指南中的一个回顾性实验 以指南为基础的中等级别的建议	D
一致性	调查结果是一致的	A
临床影响	适度的临床影响	B
普遍性	Ⅱ 期～Ⅳ 期的 PI 患者	A
适用性	适用于所有医疗卫生机构，但可获性可能受限	B
其他因素	在澳大利亚土著人群、新西兰毛利人及太平洋岛人群中没有研究， 包含亚洲人群的试验不清楚	

推荐意见 29

考虑局部使用阿片类药物来减轻 Ⅱ～Ⅳ 期 PI 相关性疼痛	C

注意

在该文献小样本试验的报道中，在应用阿片类药物治疗 PI 的患者中，未发现有全身性副作用。[62, 72] 但在应用全身阿片类药物患者中再局部应用阿片类药物可能会增加全身性副作用。[81] 有报道称局部应用阿片类药物的患者有局部皮肤发痒和刺激，但与应用安慰剂凝胶比较发生率并没有增高。[81]

疼痛管理实践要点

- 给予 PI 引起的慢性疼痛患者疼痛专科服务。
- 一个个体化的非药物干预治疗和患者的选择应该包含在一个全面的疼痛管理计划中。
- 局部应用吗啡需要执业医生的处方。
- 伤口清创之前，可以首先考虑局部使用阿片类药物。
- 确认与疼痛有关的外在因素（例如体位、支撑面、大小便失禁、肌张力增高）。
- 如果患者疼痛加重，伤口和其管理、疼痛管理计划应该重新评估。
- 在准备使用局部吗啡制剂之前，咨询药剂师。

记录

- 对个性化的疼痛管理计划和疼痛的实施干预管理应做好记录。
- 镇痛处方要由执业医疗资质专业人员记录，所实施的给药措施要做好记录。

9　压力性损伤的治疗措施

9.1　临床问题

- 有哪些 PI 的治疗措施在系统性回顾或临床循证指南中报道过呢？
- 哪些措施可以有效促进 PI 愈合？

9.2　营养

　　确保患者摄入足够的常规饮食，以促进 PI 的愈合。伤口愈合需要足够的热量才能促进合成代谢、氮和胶原合成。热量不足将影响蛋白质在伤口愈合中发挥作用。蛋白质也是伤口愈合所必需的营养，目前一致认为 PI 患者对蛋白质的需求增加。[23, 41, 82] 水合作用对 PI 愈合进程和皮肤肿胀都有影响。

　　经口服营养支持是指以常规饮食为基础的额外营养补充，对 PI 患者最常见的经口服营养支持形式包括：

- 高蛋白制剂
- 疾病特异性制剂
- 维生素或多种维生素制剂
- 精氨酸制剂

9.2.1　高蛋白和疾病特异性的营养补充制剂

证据总结

　　一项系统回顾[40]调查了口服营养支持在促进 PI 愈合中的作用。该研究调查中的 PI 治疗方法多种多样，研究质量均不高。在一项 RCT 中，与单一给予标准饮食（2200 kcal/d）的患者相比，住院患者（$n = 425$）在正常饮食的基础上加多一个标准的补充（400 kcal/d，主要是碳水化合物）26 周，可以得到较高的总愈合率

（41.8% vs 30.3%）和更快的愈合速度（51.3% vs 43.9%）。该结果没有显著统计学差异。[40, 82] 在另一项 RCT 中，分别比较三种饮食对 PI 患者的效果差异（大于两周）。其中 6 位患者给予疾病特异性补充（500 kcal/d，高蛋白、锌和精氨酸），5 位患者给予标准饮食（500 kcal/d，高蛋白），另有 5 位患者接受常规医院的饮食。结果显示增加疾病特异性补充的患者 PI 愈合更快，然而该系统回顾并没有报导这一发现。虽然与对照组相比在方法学上不够严谨（Ⅰ级证据）[40]，一项队列试验（$n = 39$）也表明给予疾病特异性补充（750 kcal/d，高蛋白质、复合维生素）三个星期能促进 PI 的愈合。

Reddy 等[82] 在回顾中报道了一个高质量的实验。在这个研究中，对一个长期护理单元中的 89 例Ⅰ期以上 PI 的患者连续八周给予添加胶原蛋白的特殊饮食或给予安慰剂。应用 PUSH© 量表评估显示[82] 应用口服营养支持和伤口愈合之间有趋势关联（$p < 0.05$），但是可惜这些研究是基于低质量研究和小样本人群的，没有足够的证据证实特定的口服营养支持的作用[40, 82]。（Ⅰ级证据）

TTDWCG 循证指南[23, 41] 报告了关于调查 PI 患者营养需求的Ⅲ级证据水平的研究。七项试验支持 30 ～ 35 kcal/（kg·d）[125 ～ 145 kJ/（kg·d）] 的能量需要量的计算建议，并根据患者的体重增减或肥胖程度进行调整。八项研究支持 1.25 ～ 1.5 g/（kg·d）的蛋白质需要量的计算建议，以预防或（和）尽量减少肌肉消耗，并且支持 30 ～ 35 ml/（kg·d）的液体需要量，或 1 ml/（kg·d），有脱水风险的患者需要额外补充液体，TTDWCG 指南中关于脊髓损伤（SCI）能量需求量的计算已经达成共识。（Ⅲ级证据）

NHMRC 等级矩阵		
证据基础	两项系统回顾一项 Meta 分析	A
一致性	小规模临床验证未发现显著作用	B
临床影响	临床影响小	C
普遍性	在高风险 PI 的患者中进行的临床试验	A
适用性	适用于所有医疗卫生机构	A
其他因素	在澳大利亚土著人群、新西兰毛利人及太平洋岛人群中没有研究，包含亚洲人群的试验不清楚	

推荐意见 30

为 PI 患者补充除常规饮食以外的高蛋白口服营养制剂	B

营养支持的临床实践要点

（1）PI 患者需要：[4, 23, 41]

- 每天至少 30 ～ 35 kcal/kg 的能量；
- 每天 1.25 ～ 1.5 g/kg 的蛋白质；
- 每天 1 ml/kcal 的液体摄入。

（2）SCI（脊髓损伤）的患者因活动力降低，肌肉萎缩，所需能量减少，他们需要：[41]

- 截瘫患者：每天（29.8 ± 1.2）kcal/kg 的能量支持；
- 瘫痪患者：每天（24.3 ± 1.1）kcal/kg 的能量支持。

（3）决定患者每日的饮食摄入量时，应考虑患者当前的疾病诊断。

（4）参考当地的临床指南改进经口饮食的策略。

（5）为 PI 患者提供营养师咨询[6]。

（6）确定为 PI 患者进行肠内营养时，实施时需参照相关国家的指南，如果没有指南，则参照当地制定的规范。

记录

需要记录患者口服／肠内营养的摄入量以及营养干预措施，包括口服营养支持的实施以及患者的耐受情况。

9.2.2　维生素或复合维生素补充制剂

有慢性伤口的患者如 PI 患者普遍会有维生素及矿物质的缺乏，常与全身性营养不良有关。一些证据表明 PI 患者的血清锌与维生素 C 含量低，目前的研究主要是针对这些营养缺乏进行干预。

证据总结

一项系统回顾[83]研究了 PI 愈合过程中补充复合维生素、维生素 A 和（或）维生素 E 的作用，经过全面检索后，没有找到任何 RCT 或类实验研究可以证明其作用。

三项系统回顾[38, 82, 84]报道了补充维生素 C 对促进 PI 愈合的作用，所有三项系统回顾都提及两个 RCT 研究，被其中一项系统回顾[82]分别认定为是中、高质量的研究。在中等质量的双盲 RCT 研究中，PI 住院患者被随机分为实验组与对照组，实验组每天接受两次 500 mg 维生素 C，对照组则为安慰剂，受试者（n = 20）常规睡气垫床，局部伤口处理方法相似，并且在 4 周研究中未接受其他饮食处理，伤口愈合情况每周通过伤口描图和愈合质量评估来评价。4 周后，接受维生素 C 治疗的受试者较接受安慰剂治疗的受试者具有显著的愈合率（伤口缩小范围：

84% vs 42.7%，$p < 0.005$）。[38, 82, 85] 在高质量的 RCT 双盲研究中（$n = 88$），受试者每天两次接受 500 mg 或 20 mg 维生素 C（并随机接受高频超声或模拟超声治疗）。不论在救治中心或者康复机构的受试者均用水床和（或）气垫护理，每天接受伤口治疗（清创、盐水冲洗、油纱布或普通纱布覆盖），12 周后，两组维生素 C 治疗组在伤口愈合速度（0.21 cm²/周 vs 0.27 cm²/周）或 10 分世界伤口评分表（10-point global scale）上均无显著性差异。试验开始时受试者是否存在维生素 C 缺乏并不清楚。但是在第一项 RCT 中，补充治疗与显著升高的白细胞、维生素水平显著相关。两项实验不一致的结果可能与血清维生素 C 基础水平有关。[38, 82, 85]（Ⅰ级证据）

三项系统回顾[38, 82, 86] 报道了口服锌补充剂对压疮愈合的作用。其中一项[86] 包含了 5 篇实验性研究及类实验研究，其中三项研究由于未报道试验的方法而被排除。Langer 等[38] 的回顾仅报道了一项 RCT，Reddy 等[82] 回顾报道了两项 RCT，这两项 RCT 也在另外两项系统回顾中进行了讨论[82, 86]。一项 RCT[82, 86]。研究中实验组给予每天 220 mg 硫酸锌补充连续 10 周，对照组给予安慰剂。受试者为 29 名接受长期照护的男性，初始结果用系列照片及伤口描摹计算 PI 的面积改变来记录，但受试者的基础血浆锌浓度并不清楚，并且压疮的处理方法也未有报道，研究结果显示两组 PI 面积的减少无统计学差异[82, 86]。另一项研究针对 14 名护理中心的压疮患者进行双盲交叉 RCT，比较了 24 周每天口服 600 mg 硫酸锌和安慰剂的作用，结果显示锌对 PI 面积无显著影响，仅有 21% 受试者完成了实验[38, 39]。第三项研究（未注明是否为随机研究）[86] 比较了 14 名受试者连续 12 周每天口服 220mg 硫酸锌与安慰剂的作用，并未报道其研究人群的人口统计学信息，也未报道其他针对压疮的干预措施，结果发现锌并未显著改善压疮的愈合[86]。（Ⅰ级证据）

对于维生素及矿物质补充剂作用的研究，其质量较低，并未发现它们对压疮愈合的显著影响。在一些研究中，已知受试者营养缺乏者能得到改善，有可能试验时间不够长故不足以发现其对伤口愈合的作用[38, 82, 86]。（Ⅰ级证据）

TTDWCG 循证指南[23, 41] 提供了证据水平Ⅲ的研究，证明在未有足够微量元素摄入、营养不良的患者中可以考虑应用复合维生素。指南推荐微量元素仅能用于出现缺乏或怀疑缺乏的患者中，而且应根据澳大利亚、新西兰营养素参考值的推荐进行补充（共识）。

NHMRC 等级矩阵		
证据基础	有高度偏移风险的 RCT	D
一致性	小规模临床验证未发现显著作用	A

临床影响	基础营养缺乏的患者有轻度的改善	D
普遍性	在各种严重程度的 PI 的患者中进行的临床试验，但是大部分受试者未明确是否存在营养缺乏	
适用性	适用于所有医疗卫生机构	A
其他因素	在澳大利亚土著人群、新西兰毛利人及太平洋岛人群中没有研究，包含亚洲人群的试验不清楚	

推荐意见 31

为明确诊断为营养缺乏的 PI 患者补充复合维生素制剂	D

注意： 大量补充锌会引起恶心、呕吐、腹泻，并导致伤口延迟愈合和铜缺乏。[86] 大量补充维生素 C 会引起腹泻。

口服营养制剂的临床实践要点：复合维生素的补充水平应参照澳大利亚新西兰营养制剂参考值的推荐来进行。

9.2.3　含精氨酸的制剂

精氨酸在胶原生长和蛋白聚集中起重要作用，虽然精氨酸在正常生长过程中不起关键作用，但是精氨酸会影响创伤后组织的修复。巨噬细胞和内皮细胞能利用精氨酸以产生在伤口愈合过程中起重要作用的一氧化氮。[41]

证据总结

TTDWCG 循证指南[41] 报道 2 项 RCT 和 3 项队列研究，这些临床试验发现 PI 患者补充至少两周的精氨酸比给予高蛋白、高热量饮食或标准饮食能更好促进 II 期 PI 的愈合。这些研究具有统计学意义的结论并不一致，而且这些研究存在方法学上的缺点。指南中也包括了一项 C 级证据推荐，建议 II 期压力性损伤或更严重的 PI 患者应用精氨酸（II 和 III 级证据）。

NHMRC 等级矩阵		
证据基础	循证指南中两项有中度偏移的 RCT	C
一致性	结果并不一致	C
临床影响	临床影响未报道	U
普遍性	在 II 级或更严重的 PI 患者中进行的临床试验	A

适用性	适用于所有医疗卫生机构，但是其应用可能受到限制	B
其他因素	在澳大利亚土著人群、新西兰毛利人及太平洋岛人群中没有研究，包含亚洲人群的试验不清楚	
推荐意见 32		
为Ⅱ期及以上的 PI 患者补充精氨酸制剂		C

注意： 精氨酸补充一般都能较好地耐受，由于一氧化氮参与败血症和炎症的发展，建议对存在感染风险及有败血症的患者谨慎使用。[41]

补充精氨酸制剂的临床实践要点：

在适当的管理策略及补充精氨酸 2 ～ 3 周后，伤口应明显改善。[41]

精氨酸补充应参考医生与营养师的意见。

9.3 支撑面

在 6.4 中已经有过讨论，支撑面是通过专门的设计来减少和分散压力。这方面的研究主要集中在存在 PI 风险的患者，以研究各种不同支撑表面对减少 PI 发生的作用。已发生 PI 且有进一步恶化风险的患者还需要给予相应的处理。

有证据表明，PI 患者应该使用高质量的支撑面，但在有效性方面的结论还没有充足的证据。

证据总结

被动（持续低压）支撑面

一项系统回顾[70] 报道了一项低质量 RCT 研究，在一组长期护理单元的患者（$n=$ 120）中比较了 2 ～ 4 周时间分别应用一种高质量泡沫床垫和水床垫，结果发现伤口愈合并无显著性差异（45% vs 48.1%，p 值未报道）。[82]

一项系统回顾[82] 报道了 6 项 RCT 比较电动被动（持续低压）支撑面（描述为气垫床）与非电动被动（持续低压）支撑表面（描述为高质量或标准型泡沫床垫）的随机对照试验。受试者为接受急性或长期护理的成年患者(排除了Ⅰ级 PI 的患者)。试验持续了 3 ～ 104 周，其中 4 项 RCT 比较了支撑面在减少创面面积方面的作用，1 项 RCT 报道了 PI 完全愈合，1 项报道了 PI 分级的改善（所应用量表不详）。两项较高质量的试验发现电动支撑面与非电动支撑面在 PI 愈合方面并无显著性差异，其他三项研究支持电动被动支撑面，第四项研究未发现显著性差异。[82]

交替压力床垫和床罩

另外 5 项 RCT 研究比较了不同类型的主动（交替压力）支撑面。大多数试验没有发现哪一种电动的主动（交替压力）支撑面更有优越性。一项实验比较空气流动床垫与主动（交替压力）床垫上覆盖泡沫，结果发现前者可以显著改善创面的大小（中位改善：$-1.2 \sim 0.5\,cm^2$，95%CI：$-9.2 \sim 0.6\,cm^2$，$p = 0.01$）。综上所述，主动（交替压力）支撑面对 PI 的有效性研究结果不一致。研究者总结认为目前没有足够的证据支持这些产品对促进伤口愈合更有效。[82]（Ⅱ级证据）

已发生 PI 的患者具有伤口进一步恶化的风险，[4] 因此本指南在预防这一章中的研究对这部分人群是适用的。

RNAO 的循证指南[20]中有对 PI 患者应用高质量支撑面的 A 级推荐（因为他们存在 PI 进展的高危因素）。这项推荐是基于高质量支撑面能有效预防 PI 的证据。

NHMRC 等级矩阵		
证据基础	5 项 RCT（见预防章节）的 Meta 分析；来自循证指南中的高级别推荐	A
一致性	研究结果一致	A
临床影响	适度临床影响	B
普遍性	在 PI 高危人群中进行的试验	A
适用性	适用于所有医疗卫生机构，但是不同的设备可能应用不同标准的泡沫床垫	B
其他因素	在澳大利亚土著人群、新西兰毛利人及太平洋岛人群中没有研究，包含亚洲人群的试验不清楚	

推荐意见 33

为发生 PI 的患者的病床、推车、座椅放置高规格被动（持续低压）支撑面或主动（交替压力）支撑面	A

支撑面临床实践要点

- 在处理 PI 患者时应遵循 6.4 中列出的推荐和实践要点。
- 使用支撑面不代表可以忽略 PI 患者更换体位的需要。
- 根据 PI 患者的病情严重程度和一般情况选择合适的支撑面。
- 如果患者皮肤情况恶化或无改善迹象，应定期重新评估支撑面的有效性。

记录

需要记录患者使用支撑面的种类、效果评价和管理计划的改变。

9.4　患者体位

如 6.5 中的讨论，常规的体位改变是 PI 护理的重要组成部分[4]，因其不仅可以对界面压力重新分配，而且可以增加患者的舒适性、尊严感和功能[4]；使患者有条件进行基础护理，能够接受常规的皮肤评估。虽然已经认识到改变体位的重要性，但是还没有高质量的证据证明其应用于 PI 患者干预措施的有效性。

证据总结

一项基于循证的回顾[87] 提供了关于 PI 患者改变体位治疗的有效性研究的 RCT 和 CCT 的详细检索策略。该回顾并未找到任何符合纳入标准的研究。

NPUAP/EPUAP 指南[4] 也未找到高水平的证据支持 PI 患者体位方面的建议。该指南中含有基于共识意见的 PI 患者体位的推荐。

指南发展指导委员会达成的共识是，持续改变体位是 PI 患者整体治疗的重要组成部分。

推荐意见 34

为存在 PI 的患者经常翻身，注意： • 患者已有 PI 进一步恶化的风险 • 舒适度 • 功能水平 • 患者医疗和一般情况 • 所使用的支撑面	CBR

患者体位临床实践要点

• 6.3 中预防 PI 的推荐和实践要点应用于 PI 患者。

• 患者体位不应置于已存在的 PI 病灶、损伤处或之前受压而出现红斑的体表部位。[4]

• 当 PI 患者可以耐受活动时应尽快增加活动。[4]

• 制定一个渐进式的坐位时间表，根据患者耐受性及伤口反应详细记录频次及持续时间。

• 坐骨存在 PI 的患者应避免采取直立位的坐姿。[4]

• 选择一个合适的坐垫以缓解 PI 处的压力。[4]

• PI 患者应谨慎使用交替压力座椅设备，应同时考虑座椅设备的减压作用和发生剪切力的风险。[4]

记录

体位改变（如何时改变和如何改变）和患者对体位改变的反应（如皮肤评估）需要做好记录。

9.5 伤口床的准备

9.5.1 清创

清创通常是指去除伤口中失活或感染的组织，以便应用促进伤口愈合的产品（伤口床的准备），以最大程度促进伤口愈合。失活的组织会加重炎症反应、增加细菌和毒素水平，且抑制再上皮化从而延长愈合过程[20, 88]。失活组织一般表现为潮湿的、黄色、绿色或灰色的组织，随着时间的推移会变为黑色或棕色的焦痂[4]。

最常用的清创方法[20]

- 外科清创：不在本指南讨论的范围内。外科清创效果快，但需要全身或局部麻醉，并且疼痛明显。外科清创能快速清除坏死或感染的组织，因此推荐用于治疗蜂窝织炎或败血症。其使用限于住院患者，能够进行严格的无菌操作并能及时控制出血。

- 保守性锐器清创：是指用手术刀、剪刀等无菌锐性器械清除疏松的无血管组织，一般仅有轻微疼痛和出血。[20]

- 自溶清创：是指机体通过释放内源性蛋白溶解酶和巨噬细胞有选择性清除无活力组织[20, 88, 89]。尽管这些过程在创面会自发进行，但用半封闭的保湿敷料可以促进自溶性清创的过程。

- 酶清创：是用含有蛋白溶解酶的产品促进自溶性清创。这是一种比较慢的清创方法，因此不推荐用于对感染组织的快速清除。[20, 88-90]

- 蛆虫疗法：是指用无菌绿蝇幼虫处理伤口，但该方法对慢性伤口清创有效性的研究有限，并且没有在 PI 患者中研究过。[20]

- 机械清创：是指用包括超声、高压冲洗、涡流冲洗和湿到干换药等方法进行清创，这种方法可单独应用也可以作为保守清创方法的预处理。一些方法（如湿到干的换药）存在有损伤正常组织的风险，因为这种方法是非选择性的。[20]

证据总结

一项系统回顾[91]报道了 PI 清洗的方法，该系统回顾包括了一项低质量的 RCT 研究，比较了涡流冲洗治疗（每天 20 分钟，35.5 ～ 36.5℃）与未进行该治疗的疗效，受试者（$n = 18$）为Ⅲ期或Ⅳ期 PI 患者，两组 PI 患者均每天 2 次用生理盐水冲洗并用生理盐水纱布覆盖，14 天后两组患者 PI 愈合率无显著性差异（*RR* 2.10，95%CI：0.93 ～ 4.76，*p* 值无显著性）。[91] 一项有高度偏倚风险的 RCT 不能提供足够的证据推荐使用这种清创方法。

　　RNAO 循证指南 [20] 及 NPUAP/EPUAP 循证指南 [4] 均未找到 PI 患者清创方面的研究，两个指南均提供了应用清创做伤口床准备的共识推荐意见，NPUAP/EPUAP 指南 [4] 提供了对其他慢性伤口清创的支持证据，这两项指南均推荐清创方法的选择应基于患者个体情况、伤口特点、清创者专业水平以及对安全性方面的考虑。[4, 20]

推荐意见 35

当有清创指征时，需考虑患者以下情况再选择清创方法： • 患者自身情况（如疼痛，血管情况及出血风险） • 舒适度 • 坏死组织的类别，数量以及部位 • 治疗目的 • 患者的喜好 • 医护人员的培训与经验 • 可用的资源	CBR

　　注意： 免疫力缺陷、血供差、凝血功能障碍以及正在进行抗血小板或抗凝治疗的患者进行外科和（或）保守性锐器清创需谨慎。[4]

　　清创临床实践要点

　　• 清创往往是一项有疼痛的干预措施，清创前应进行疼痛评估，并提供适当的止痛治疗。[4, 20]

　　• 对下肢 PI 清创前应进行血供评估。[4, 20]

　　• 当需要紧急清除失活组织时，外科清创是合适的（如进展性蜂窝织炎、败血症、疼痛、有分泌物或有气味）。[4, 20]

　　• 保守性锐器清创应由经专业训练的医护人员进行。[4, 20]

9.5.2　皮肤及伤口卫生

　　皮肤和伤口卫生对维持皮肤的完整性很重要。定期清洗 PI 伤口可以去除伤口渗液和敷料残留物，防止周围皮肤的浸渍。常规的伤口清洗应当尽量减小对健康肉芽组织的损伤，并保持伤口床清洁。[4, 20]

　　证据总结

　　一项系统回顾 [91] 研究了 PI 患者应用不同清洗液的有效性。该回顾未找到比较清洗和不清洗伤口的研究。一项低质量 RCT 比较了用生理盐水和自来水清洗伤口的效果。受试者（n = 35）为老年患者（平均年龄 71 岁），在院外进行治疗，PI 分级为Ⅱ期或Ⅲ期（指部分皮肤丧失或全层皮肤丧失，暴露筋膜），室温下伤口采用注射器和导管以自来水或生理盐水进行清洗，并采用各种敷料处理（包括水胶体敷料和清创胶）。6 周后用自来水清洗的伤口愈合率更高（RR 3.00, 95%CI: 0.21 ~ 41.89），但是由于样本量太小而无法得出最后结论。[91] 由于伤口基线大小不均，可能影响愈合率。第二项低质量 RCT[91] 比较了含芦荟的生理盐水喷雾剂、含氯化银和脱氧核糖苷的同位素生理盐水，受试者（n = 133）为Ⅰ期 PI 患者，使用方法和其他辅助治疗方法没有具体报道，创面用 PSST 进行评估，该工具采用 Likert 计分，包含 13 个条目。14 天后用生理盐水喷雾产品的 PI 有显著的改善（$p < 0.025$）[91]。这些低质量的 RCT 不能提供足够的证据来进行指南推荐（Ⅱ级证据）。

NPUAP/EPUAP 循证指南[4] 提供的共识推荐意见，常规采用生理盐水或饮用水进行创面冲洗，尽可能减少刺激伤口。指南推荐，含有表面活性剂或抗菌的清洗剂仅用于有坏死组织或怀疑临床感染的 PI（共识）。

RNAO 循证指南[20] 不推荐皮肤清洁剂或杀菌剂用于溃疡创面清洗。该指南建议采用室温的普通生理盐水、林格液、无菌水或无细胞毒性的伤口清洗液清洗 PI 伤口。一项基于非随机临床试验的结果建议，安全有效的伤口冲洗压力范围为 4 ~ 15 psi（平方英寸），可以用 100 ml 的压力瓶或连接 18 号针头的 35 ml 注射器来实现。[20]（共识）

推荐意见 36

更换伤口敷料时，清洁伤口周围皮肤	CBR

皮肤和伤口卫生临床实践要点

- 用 pH 中性的皮肤清洗剂清洗伤口周围皮肤以达到最佳的伤口 pH 值，应避免使用碱性的肥皂和清洗剂。[2]
- 应用保湿剂可以保护健康皮肤。
- 考虑伤口周围皮肤使用保护膜隔离伤口分泌物以避免浸渍。

伤口护理

- 清洗伤口时注意减少损伤正常肉芽组织。[2, 4, 20]
- 当患者伤口和（或）环境受到污染时应用无菌技术对伤口进行处理。[2]

- 当患者伤口和环境未受到污染时，可用温水清洗伤口。

9.6　临床感染的治疗

抗菌治疗包括局部用药，如碘、银、蜂蜜及其他局部抗感染药物，还有全身性应用抗生素。所有产品应经过全面的评价，并按照药品的授权和厂家的说明来使用。

大部分慢性伤口都被细菌污染，但并非所有伤口都是感染伤口。PI 伤口发生局部感染的征象包括：[3]

- 伤口出现新的破溃／面积增加
- 伤口周围发红
- 渗液量增多
- 渗液粘稠度增加或变为脓性
- 疼痛加剧
- 伤口周围组织肿胀
- 伤口周围温度升高
- 恶臭
- 形成窦道、桥接、袋状或可探至骨头

9.6.1　卡地姆碘

证据总结

一项系统回顾报道了 3 项慢性 PI 患者的 RCT 研究（未报道严重程度）。[92] 一项 RCT 研究了 40 名患者（年龄 16～102 岁），比较了 21 天应用聚维酮碘治疗方法（n = 7 个患者，11 处 PI）与联合磺胺嘧啶银（n = 15 个患者，15 处 PI）和生理盐水溶液的方法（n = 15 个患者，15 处 PI）对减少细菌数量、促进伤口愈合的作用（创面减少的面积）。这项实验可能效力不高（非配对研究）。第二项 RCT 研究了 38 名住院患者（平均年龄超过 70 岁），这些患者用卡地姆碘与对照处理（生理盐水敷料、清疮剂和一种无粘连的敷料），这是一项持续了 3 周的部分交叉对照研究，测量结果包括伤口面积的减小、疼痛、脓性分泌物、坏死组织的量，该试验为中等质量，并且按照预先设定的检验水准进行计算。第三项试验包括了 27 名 SCI 患者（碘处理组平均年龄 30 岁，对照组 35 岁），患者接受了聚维酮碘纱布或水凝胶敷料处理，该试验的初始测量结果为治愈率，一直持续到患者伤口完全康复。所有的三项 RCT 都报道碘制剂在促进伤口愈合方面（表现为用不同处理方法后伤口面积的减小）都有显著统计学意义。仅该一项报道发现伤口总愈合率无显著性差异。两项报道对细菌负荷的试验发现对照组（磺胺嘧啶银、正常生理盐水溶液）较碘能更有效地减少感染，有一项研究发现腐烂、溃疡、红疹和过敏性皮炎的发生率在碘处理组的 PI 患者中更高。这些中低等质量的试验研究结果表明，碘可能促进伤口的愈合，然而在减少细菌负荷方面仍需要更进一步的研究，这些不同种类慢性伤口患者的临床试验能够支持上述结果。[92]（Ⅱ级证据）

第二篇系统回顾同样报道了两个 RCT，并总结认为虽然杀菌剂如含碘制剂的应用存在争议，虽然这些制剂价格低廉，但是没有 RCT 证据支持这些药物的使用能够阻止伤口恶化（观点）。

NPUAP/EPUAP 循证指南[4] 提供了共识推荐意见，即卡地姆碘溶液适用于严重渗出需要频繁更换敷料的非巨大空腔的 PI，该指南报道了一项非 RCT 研究支持该推荐意见（共识）。

RNAO 循证指南[20] 没有特别推荐卡地姆碘的使用，但该指南的讨论认为持续渗出（2～4 周之后）的 PI 清洁可以用卡地姆碘（共识）。

NHMRC 等级矩阵		
证据基础	3 项中度偏倚风险的 RCT； 来自循证指南中的共识推荐意见	D
一致性	在促进伤口愈合作用方面有一致性； 在未减少细菌负荷量方面有一致性	A
临床影响	在促进伤口愈合方面有正面影响，有效程度未报道； 细菌负荷量方面没有作用	D
普遍性	在所有 PI 患者中进行的试验，但是严重程度未报道	A
适用性	适用于所有医疗卫生机构，但是其应用可能受到限制	B
其他因素	在澳大利亚土著人群、新西兰毛利人及太平洋岛人群中没有研究，包含亚洲人群的试验不清楚	

推荐意见 37

当已知 PI 局部微生物负荷增加时，可使用卡地姆碘以促进愈合	C

注意：卡地姆碘软膏和卡地姆碘敷料不应用于碘过敏、应用锂制剂、桥本氏甲状腺炎、甲亢、非毒性结节性甲状腺肿、甲状腺功能障碍、肾功能不全、儿童、孕妇及哺乳期妇女等患者。卡地姆碘用于很大、很深伤口或长期应用时全身吸收的风险会增加。[4, 93]

卡地姆碘临床实践要点

- 不应该持续应用超过 3 个月。

- 不应用聚维酮碘纱布覆盖，因为这种使用方法增加了碘的释放和毒性。

9.6.2 局部医用蜂蜜

蜂蜜是一种含有葡萄糖、果糖、蔗糖和水分的过饱和糖的液体。蜂蜜用于伤口治疗已经有几个世纪的时间。[94] 蜂蜜被认为可以通过渗透作用吸收伤口的水分到伤口表面，促进产生湿性愈合环境和降低伤口 pH，这些有助于伤口自溶清创而促进伤口愈合。[95] 最近由于其潜在的抗菌作用而建议应用。[94]

证据总结

两项系统回顾[82, 94] 报道了研究蜂蜜治疗 PI 的有效性的试验。一项基于循证的回顾[94] 仅发现了一项低质量 RCT 符合入选标准，受试者为整形外科 40 名未感染的Ⅰ期 PI 患者（局限于表皮和真皮）或Ⅱ期 PI 患者（全层），PI 直径至少为 2 cm，所有患者均为只能卧床或坐轮椅的住院患者。受试者随机接受蜂蜜敷料或盐水湿纱布治疗，两组患者均每天进行一次治疗，持续 10 天，在之后的三个月，完全愈合的平均时间为：蜂蜜组 8.2 天（SD1.44），对照组为 9.93 天（SD0.27）。蜂蜜处理组疗效更佳（平均差异：-1.73 天，95%CI：-2.73 ～ -1.09，p 值未报道）。[94] 在第二项研究中报道了一项低质量的临床试验，该试验研究了蜂蜜与依沙吖啶、呋喃西林的比较，这项试验对 26 名在急诊发生Ⅱ～Ⅲ期 PI 的成年患者中进行了为期 13 周的研究，结果显示，蜂蜜能显著改善 PI 的严重程度（$p < 0.001$），[82] 试验没有报道其抗菌作用和副作用。[82,94]（Ⅱ级级证据）。

NPUAP/EPUAP 循证指南[4] 依据第二个 RCT 研究结果推荐，医用蜂蜜可以用来治疗Ⅱ～Ⅲ期的 PI（共识）。

NHMRC 等级矩阵		
证据基础	两个有高偏倚风险的临床试验 基于循证指南的共识推荐意见	D
一致性	在促进伤口愈合效果方面的一致性 没有增加细菌负荷的影响的证据	A
临床效果	在创伤愈合方面的临床效果小 对细菌负荷没有影响	D
普遍性	在Ⅱ、Ⅲ期 PI 患者中开展的试验	A

适用性	适用于所有医疗卫生机构	B
其他因素	在澳大利亚土著人群、新西兰毛利人及太平洋岛人群中没有研究，包含亚洲人群的试验不清楚	

推荐意见 38

考虑局部使用医用蜂蜜促进伤口愈合	D

注意： 有报告说使用蜂蜜治疗 PI 可导致疼痛、伤口恶化、伤口渗液增多。[96]一项关于其他类型的慢性伤口研究的系统回顾表明，蜂蜜治疗与水凝胶及常规换药方法治疗相比，其副作用（比如疼痛、恶化、渗液增加）显得更多一些，但细菌感染率上没有差异。[96]

医用蜂蜜临床实践要点

蜂蜜必须是医用级别的，使用 MANUKA 蜂蜜务必要求 UMF(Manuka 因子) 要达到+12 级以上才能用于换药，r 辐射或其他消毒方法均会损害蜂蜜中的 UMF。

9.6.3　局部银离子

证据总结

文献回顾未发现针对使用局部银离子治疗 PI 效果的相关研究。

NPUAP/EPUAP 循证指南[4] 讨论了银离子在其他一些伤口（如烧伤，下肢溃疡）上的运用，同时也确认了其缺少在 PI 治疗方面的研究。指南提出共识推荐意见：当 PI 创面确定细菌负荷较高，尤其是存在多种细菌感染时，还是一致推荐使用银离子敷料。

RNAO 循证指南[20] 未给出银离子使用的特别推荐。但是认同银离子的广谱抗菌效果对伤口细菌负荷的作用（共识）。

推荐意见 39

考虑局部使用银离子敷料促进伤口愈合	CBR

注意： 在大面积创面使用银离子较长周期（＞4 周）时要考虑到其潜在的肾毒性，尽管风险看起来较低但必须注意。当和其他抗菌治疗一起长期使用时，有细菌耐药的风险。[97]

9.6.4 局部消毒液

局部消毒液可用于冲洗伤口，也可以置于伤口中与伤口长期接触（如直到下一次换药前）。多数产品都是以一定的敷料或浓缩物的形式，通过杀灭或抑制伤口细菌微生物来达到治疗伤口的作用，[98]由于存在细胞毒性作用，这些产品应避免或谨慎应用于感染的 PI 伤口。消毒液包括：[4, 20]

- 氯己定（洗必泰）
- 过氧化氢
- 次氯酸钠
- 聚盐酸己双胍
- 聚维酮碘
- 醋酸

证据总结

文献检索没有找到任何证实消毒液有促进 PI 愈合的研究。

RNAO 指南[20]提出应避免局部应用消毒剂，尽管推荐意见只是建立在非实验描述性研究、相关研究和个案研究基础上。其证据说服力不强，人口学资料也未阐明。（共识）

相反，NPUAP/EPUAP 指南[4]则一致推荐短期使用适当稀释的消毒液以减少细菌负荷和炎症，即使在细菌严重定植及预后不良的 PI 患者中也推荐使用。（共识）

推荐意见 40

在 PI 标准化护理中不使用有毒性的局部消毒剂。如确认存在细菌感染或严重定植时，可以考虑使用无毒性的消毒剂	CBR

注意：指南发展小组不推荐在创口处理上使用过氧化氢，已有使用过氧化氢冲洗闭合的腔隙而致死的案例发生。[99, 100]

体外实验中已证实消毒剂对成纤维细胞及巨噬细胞的毒性作用[101-103]。

超过 3% 的高浓度醋酸会造成伤口疼痛及皮肤刺激。长时间用于大面积伤口有导致酸中毒的风险，[104]已证明没有一种稀释的酸性消毒剂仅杀死细菌而不影响成纤维细胞。[102]

9.6.5 局部抗生素

局部的抗生素也可置于伤口中并与伤口长期接触（直到下次换药为止）。过度使用会导致细菌的耐药。

证据总结

文献检索没有发现关于局部抗生素使用能促进 PI 愈合的系统回顾。

RNAO 循证指南[20] 推荐在那些经过最佳伤口护理 2～4 周而不愈合或仍有大量渗液的病例使用局部抗生素，有体外的实验可以证实这一点。指南推荐局部抗生素可以有效杀灭革兰阳性菌、革兰阴性菌和厌氧菌。[20]（体外实验）

NPUAP/EPUAP 循证指南[4] 则一致认为局部抗生素的使用应受到限制，建议适当的运用于细菌负荷超过 105 CFU/g 的伤口或 β-链球菌感染的伤口。指南强调局部抗生素的选择应依据细菌培养和药敏实验。

推荐意见 41

考虑到抗生素的耐药性与敏感性，尽量避免在 PI 治疗中局部使用抗生素	CBR

9.6.6　全身性抗生素

全身使用的抗生素包括青霉素，头孢菌素，氨基糖苷类，喹诺酮类，克林霉素类，甲硝唑类，甲氧苄氨嘧啶类。头孢和青霉素类通过干扰细菌细胞壁形成来达到抗菌效果，氨基糖苷类则通过干扰细菌的正常蛋白的合成来抗菌。而喹诺酮类则阻止细菌核酸 DNA 的合成。[98]

细菌的耐药与抗生素滥用或不当的运用有明显联系，[4, 98, 105] 通常抗生素的选择应由伤口拭子细菌培养和药敏试验来指导。

（1）患者出现感染扩散（如蜂窝织炎）的临床征象包括：[3]

- 局部的感染有扩散的现象
- 红斑扩散
- 发热
- 局部组织水肿
- 全身不适

（2）患者存在全身感染征象（如菌血症、败血症）包括：[3]

- 高热
- 体温过低
- 淋巴管炎及淋巴管肿大
- 谵妄
- 多脏器功能衰竭
- 休克（低血压，气促，心动过速）

证据总结

文献检索没有发现全身抗生素有促进 PI 愈合作用的系统回顾。

RANO 循证指南[20]认为在那些有菌血症、败血症，进展中的蜂窝织炎和骨髓炎的 PI 患者可能需要全身使用抗生素[20]。（体外实验）

NPUAP/EPUAP 循证指南[4]则一致认为在有明确的全身性感染的临床依据的情况下使用抗生素是合适的。（共识）

推荐意见 42

PI 患者出现感染扩散和（或）全身感染时，应使用全身性抗生素	CBR

注意：研究中没有报道全身使用抗生素的不良事件。副作用包括胃肠道反应，过敏反应（如皮疹、瘙痒以及罕见的呼吸困难）。药物的相互作用非常常见，[105]由于滥用抗生素所带来的细菌耐药也是目前主要关注的问题。

指南发展小组建议在开具全身性抗生素的处方前，使用人员应知道药品的特点、国家授权和了解药物使用指南。

抗生素临床实践要点

· 对所有的 PI 患者都要定期进行感染指征的评估。[2, 3]

· 对于复杂的，治疗无效的顽固的或复发的感染，要请微生物专家或感染科专家会诊。[2, 3]

· 使用抗生素药物治疗的患者应当完成其治疗疗程从而减少产生耐药的风险。

9.7 伤口敷料的选择

伤口敷料的应用是为了避免伤口污染、损伤、吸收渗液、填塞死腔，减轻水肿，以促进愈合环境的优化。[20]伤口的愈合是建立在湿性愈合的基础上，即通过选择封闭或半封闭敷料，以保持创面合适湿度，为伤口床做好准备。[4, 106]所有的伤口产品都应遵循使用说明使用。

一级敷料有效性的研究一般是基于无临床感染、严重的蜂窝织炎和红肿的伤口之上，部分研究涉及严重渗出的伤口。

证据总结

大量的试验研究都是以水胶体敷料和其他类型敷料进行对照研究[82,107-109]，这些研究采用了各种伤口愈合的结局评价指标，研究质量为低至中等。[82, 109]

水胶体与生理盐水纱布对比

四个系统回顾[82, 107-109]报道了5项RCT研究将水胶体敷料（Comfeel® 和 DuoDerm®，在某些国家中称为Granflex®）和传统的处理方法（生理盐水纱布或湿到干的换药方法和Dakin溶液）对比，研究时间从42～91天不等，研究对象为急性护理单元患者，人数从39～70人不等。PI的程度从Ⅱ～Ⅳ期不等（运用Shea's分级标准）创面从2～15 cm² 不等。[2, 82, 107~109]

一项Meta分析[108]使用一个固定效应模型，研究结果是水胶体敷料占优势。（OR 2.57，95% CI：1.58～4.18，p 值未报道），这项结果显示水胶体敷料相比于传统换药方式能显著提高PI的愈合速度。[108]另一项Meta分析也显示了水胶体在提高创面愈合速度方面的显著性（$n = 7$）（95% CI：4～16，p 值未报道），该Meta分析中，一项研究还进一步对比了水胶体敷料与聚维酮碘敷料的换药效果，其结果是有显著差异的（Ⅰ级证据）。

一项回顾性研究显示应用水胶体敷料换药速度更快。一项研究发现水胶体敷料有更好吸收性能并且能减轻换药时疼痛。一项研究报告，与常规的盐水纱布相比，水胶体敷料换药副作用明显降低。[109]（Ⅱ级证据）

尽管Meta分析的效果是如此显著，但目前实践中传统纱布敷料已经使用得比较少了，因此研究指导意义不大。[107-108]

水胶体与其他敷料对比

四项系统回顾中的四个RCT实验对比了水胶体敷料与聚氨酯泡沫敷料，[82, 107-109]研究对象人数从32～99人不等，处理时间从30～56天不等，研究对象来自居家护理，伤口门诊，住院患者。[109]PI的程度是Ⅱ期到Ⅲ期，使用stirling分级系统[110]或NPUAP经典分级系统。[111]在其中一项回顾中，没有使用固定效应模型，结果显示没有任何一种敷料在促进伤口愈合中有显著优势（OR 0.80，95% CI：0.44～1.44）。[108]（Ⅰ级证据）

一项研究显示聚氨酯泡沫敷料更易于使用和去除，适用于快速的换药。还有一项研究显示聚氨酯泡沫敷料有更好的吸收性。[109]（Ⅱ级证据）

三项RCT研究对比了水胶体和水凝胶敷料，时间长度从56～102天，包括康复中心，医院和家庭护理的伤口患者。结果显示两者在伤口愈合结果和换药方式上没有显著差异。[82, 109]一项试验将水胶体与其他先进的治疗方法对比，在大部分的实验结果中水胶体并不劣于其他的方法（如红外线治疗、生物合成敷料、局部的酶换药法）。这些质量不高的试验研究并不足以得出明确的结论。[82, 109]（Ⅱ级证据）

其他类型敷料

两项系统回顾的5个RCT比较了局部用药与敷料应用，一项系统回顾的研究结果不足以判断这些局部用药或敷料对PI愈合的促进作用。[108]第二项系统回顾报道

的大多数试验为描述性研究，并有相似的结论，但不足以作为证据使用。[82]（II级证据）

两项系统回顾[82, 107]中 RCT 实验分别研究了聚氨酯泡沫敷料、红外线治疗、一种未知的薄膜类敷料、封闭的聚氨酯敷料、软聚硅酮敷料、氢化聚合物、胶原敷料，与盐水湿纱布换药或其他非标准的换药方法对比。尽管发现一些敷料效果较好，但由于其数量少，质量低，参与研究对象少，实践少而无推荐的充分理由。[82]（II级证据）

管理渗液的敷料

一项回顾[62]报告了对 PI 渗出的管理方法。6 项试验比较了不同产品吸收渗出的能力，只有一项试验研究发现了明显差异。这项由 99 个同一社区患者参与的研究显示一种氢化聚合物敷料比水胶体敷料有更好的吸收渗液能力，不过研究者承认其对临床的治疗效果影响很小。[62]

Bouza 等人[107]及 Reddy 等人[82]得出结论，并没有高质量的证据支持某一种特别类型的敷料显著优于其他敷料。[82]Reddy 等人[82]推荐的敷料选择应基于以下方面：（观点）

- 当地的伤口护理指南
- 成本费用
- 简易使用性
- 治疗的目的
- 患者的舒适度

NPUAP/EPUAP 循证指南[4]就敷料的选择达成共识，认为能保持伤口适宜湿度的能力是一个重要的考虑因素。基于以上报导的研究，指南推荐使用水胶体敷料。基于以上低质量的研究，NPUAP/EPUAP[4]同样推荐使用藻酸盐或者泡沫敷料用于大量渗出伤口的管理。[4]

NHMRC 等级矩阵		
证据基础	九项中至高风险偏倚的随机对照试验 基于循证指南的推荐	C
一致性	在促进伤口愈合的效果上具有一致性	A
临床影响	对于伤口治疗的临床影响小	D
普遍性	试验在II期和III期 PI 患者的人群中进行	A
适用性	适用于所有医疗卫生机构	A

其他因素	在澳大利亚土著人群、新西兰毛利人及太平洋岛人群中没有研究，包含亚洲人群的试验不清楚

推荐意见 43

无感染的 II 期 PI 可以使用水胶体敷料以促进愈合	C

推荐意见 44

选择伤口敷料的依据： • 全面持续的临床评估 • 管理疼痛、气味、渗出液和感染 • 伤口大小和位置 • 成本和可获得性 • 患者的喜好	CBR

伤口敷料临床实践要点

其他影响伤口敷料选择的因素包括以下几个方面：

- 周围皮肤情况
- 方便使用和移除
- 维持湿度平衡的能力
- 吸收渗出液和气味的能力
- 更换敷料时的疼痛
- 感染的控制和维持细菌平衡的能力
- 伤口隐蔽效果
- 专业人员的技术和知识
- 可获得性和成本效益
- 敷料与伤口是否贴合
- 舒适性

只有不能提供其他保湿敷料时，才考虑使用持续保湿纱布。[4]

9.7.1 负压伤口治疗

负压伤口治疗（NPWT）是一项伤口处理技术，应用密闭敷料和负压吸引保持伤口的真空状态。有报道负压伤口治疗可以通过减少水肿增加局部营养和氧气输送、清除伤口渗出液、促进肉芽组织形成，并且清除伤口抑制因子。该疗法主要是用于减小伤口体积，也可用于皮瓣缝合手术的伤口床准备[4]。

将泡沫敷料或纱布填塞伤口，外层用透明薄膜敷料密封，其中插入引流管连接真空负压机器。[4] 本文献中呈现的所有研究都使用商业化生产的 NPWT 系统，符合国家认可的许可协议。

证据总结

2008年的两项系统回顾[112, 113]报道了两项随机对照试验，为应用负压技术治疗PI提供了最有效的证据。第一项试验，患者28例，为中至低质量试验，比较NPWT（VAC® 系统）（每周更换3次，20处PI）和各种凝胶敷料（Accuzyme®，Idaosorb® and Panafil®）（每天更换1~2次，15处PI）在10个月后促进整体愈合和伤口减小的状况。患者平均年龄41.7~54.4岁，全层深度的PI至少四周。研究表明平均治疗六周后NPWT和凝胶敷料结果测定没有统计学差异。第二项试验，22例患者，同样也是中等至低质量试验，报道了NPWT（VAC®系统）每2~7天更换在PIs体积减半上的效果。对照组（11处PI）患者的处理是纱布敷料（湿-湿或湿-干）浸泡林格溶液，每天更换1~3次。参与者是截瘫或四肢瘫痪并伴有深度骨盆处PI的患者[112, 113]。随访的0.7~1.7个月中，两组在愈合率[112, 113]上没有显著性差异（$p=0.9$）[114]。其中有一项系统回顾基于八项随机对照试验（全是低质量试验）得出的有效数据，包括在其他类型的慢性伤口上进行的试验。副作用包括感染、皮肤刺激和换药疼痛。然而，副作用发生率并不比对照组发生率高。作者得出结论，基于样本量少的低质量试验，NPWT同传统伤口处理技术一样有效[113]。（II级证据）

一项2010年的系统回顾[114]确定了三项由低至中等质量的RCT用于评价NPWT。研究包括68例患者共93处PI。在第一个低质量RCT中（22例患者），43%PIs并发骨髓炎。各组间6周后实现完全愈合的百分比没有显著性差异，伤口体积上的百分数变化也无统计学显著差异（NPWT-52%，对照组 -42%，$p = 0.46$）。第二个低质量随机对照试验是在22例患四肢瘫痪的患者中进行，在Vikatmaa等人[113]的研究中有详细报道。第三个随机对照试验是中等质量试验，参与者（24例）有慢性伤口，其中79%是PI。结果显示NPWT在伤口体积百分数变化（78% vs 30%，$p = 0.038$）和伤口深度百分数变化（66% vs 20%，$p = 0.001$）中有显著作用。研究时长未见报道。这篇系统回顾引发了对公众偏见和利益冲突的担忧，并且得出结论，虽然NPWT在PI治疗上很有前景，但冲突的结果需要更多的研究114。（II级证据）

第四项系统回顾[115]同样确定了三项包括主要患PI的参与者的RCT。这三项研究由Xie等人[114]鉴定且与Xie等人[114]得到的结论相同，但是研究存在的质量缺陷，阻碍了让使用NPWT治疗PI成为有力证据[115]。（II级证据）

NPUAP或EPUAP循证指南[4]基于以上证据推荐NPWT用于III期或IV期PIs的早期处理。（II级证据）

安大略省注册护士协会（RNAO）准则[20]就支持NPWT达成一致建议。该准则报道了证据是不一致的，没有任何明确的治疗方案是最有效的。该准则建议 NPWT 对于处理伤口湿度是最合适的，并可能对减少感染有一定的效果[20]。（共识）

NHMRC 等级矩阵		
证据基础	三项随机对照试验处于低至中等至高风险的偏倚	D
一致性	结果不一致，但可能用偏倚来解释	B
临床影响	临床影响小	D
普遍性	试验在患III 期和IV期 PI 患者中进行	A
适用性	适用于所有医疗卫生机构，但可获性受限	B
其他因素	没有一项试验是在澳大利亚土著居民、新西兰毛利种族或是太平洋岛屿种族中进行，是否在亚洲人群中试验未提及	

推荐意见 45

考虑将负压伤口治疗作为治疗III期或IV期 PI 的辅助方案	C

注意： 一项系统回顾[113]报道了使用 NPWT 发生的不良事件，包括感染、皮肤刺激、更换敷料带来的疼痛。然而，不良反应发生率并未显著高于对照人群[113]。对于清创不充分、坏疽或恶性伤口、重要器官暴露、伤口无渗出液、未治疗的凝血障碍、骨髓炎患者或是局部或全身临床感染的患者不建议使用负压治疗。对于正在进行抗凝剂治疗的患者、活动性出血伤口或伤口紧密靠近大血管，均要谨慎使用 NPWT [4, 116]。

临床实践要点

- 在应用 NPWT 前首先要清除坏死组织[4]。
- 每次更换敷料时评价伤口和疗效[4]。
- 遵循医疗机构的政策和规定、厂商关于 NPWT 的维护和移除的应用说明。

9.8　其他措施

9.8.1　电疗法

电疗法是对人体施以电刺激，促使伤口愈合或者缓解疼痛。本文献报道的实验均采用一系列不同的治疗方案，包括经皮肤电神经刺激（TENS）、低强度直流电、高压脉冲电流和交流电。无详细频率和电压报道。治疗周期从 2.9 ～ 8 周不等，电疗法每日 2 次（无持续时间说明）[53]。

由于在整个伤口愈合过程中，不同细胞类型对电疗法的反应不同，因而不同电流类型在伤口愈合的不同时期起作用。我们建议在伤口愈合的炎症初始阶段，通过负极性可减少肥大细胞。在伤口增生阶段，成纤维细胞迁移到负极性区[117]。伤口湿度在电疗法疗效中也起一定作用[53, 118]。然而，在 PI 患者中进行的研究没有调查这些潜在的差异。

证据总结

一项系统回顾[118]研究了通过应用电刺激（电疗法）减少伤口愈合的定量措施的效果。该项研究包括 28 项实验（随机对照试验，非随机实验或描述性研究），这些实验没有进行质量评价。实验是在患慢性伤口的患者中进行，约半数研究的研究对象都是 PI 患者，其他研究则包括 PI 患者。由于缺乏实验组与对照组的疗效报道，作者使用非标准 Meta 数据分析技术，实验周愈合率取平均值，根据样本大小应用加权计算。我们计算了电疗法和对照组愈合率的净差异，该系统回顾没有报道实验中使用的测量方案的可靠性和有效性。对照实验如安慰剂、电疗、涡流疗法、标准敷料等，电疗系统也不一样，如经皮肤电神经刺激（TENS）、脉冲直流电、持续直流电等。根据实验类型报道相应数据，结合随机对照试验的分析与结合非随机对照试验的分析并无明确的差异。在这 28 项研究中，参与者的平均年龄在 58.8 岁，平均随访期为 6 周，电疗组基线伤口的平均大小为 $8.8~cm^2$（SD6.8），对照组为 $9.2~cm^2$（SD6.4），不确定这一差异是否显著。在 PI 患者的实验中，对照组（$n=86$）和电疗组（$n=130$）间有净差异，每周愈合百分数 13.30%，也就是说相比对照组愈合率，电疗组愈合率增加了 403%。该项系统回顾提供证据证明电疗法是 PI 的有效治疗手段。无电疗类型［如皮肤电神经刺激（TENS）、脉冲直流电、持续直流电］或治疗方案（如每周治疗次数或治疗持续时间）方面的准则[118]。（Ⅰ级证据）

在第二项系统回顾中[53]，作者确定了调查电疗法治疗 PI 疗效的三项 RCT。所有这三项实验都纳入 Gardner 等人[118]的系统回顾中。第一项实验是中等质量的随机对照试验（$n=49$），在Ⅱ～Ⅳ期的 PI 患者中进行，患者平均年龄约为 63 岁。

治疗组每天接受 2 次电疗，持续四周，治疗结果与接受模拟电疗组比较。两组的 PI 用生理盐水和非特殊敷料治疗。在四周的随访期中，电疗组在 PI 面积百分比方面显著减少（49.8% vs 23.4%，$p = 0.042$）。第二项实验是中等质量、双盲 RCT（$n = 76$），在患慢性 PI 的老年人（平均年龄 75 岁）中进行。随机分配参与者接受电疗或模拟治疗，两者都联合涡流疗法和保湿敷料。两组在基线上不具可比性，干预组的 PI 更大。在八周治疗后，治疗组的治愈率更高（58% vs 3%，RR 18.02，95%Cl：2.58 ～ 126.01，p 值没有报道）。第三组实验是一个小样本低质量 RCT（$n = 17$），在患 SCI 的年轻人中进行。干预组中参与者的平均年龄是 32.5 岁，安慰剂组的平均年龄为 26 岁。随机分配参与者接受电疗或模拟治疗，两组都联合伤口清洗和非特殊敷料治疗。在随访期（平均 2.9 周）干预组的治愈率更高（37.5% vs 22%，RR 1.69，95%Cl：0.37 ～ 7.67，p 值没有报道）[53, 118]。第二次的两项实验结果用 Meta 分析显示电疗法优于模拟治疗（RR 7.92，95%Cl：2.39 ～ 26.31，p 值未报道）[53]。（1 级证据）

　　NPUAP 或 EPUAP 指南[4] 对使用电疗法治疗 PI 提供了高级别推荐。该指南根据 Gardner 等人[118] 的研究报告，推荐使用直流电刺激。

NHMRC 等级矩阵		
证据基础	一项包括 28 个实验的低风险偏倚的 Meta 分析 一项实证临床指南报道了相同的研究	A
一致性	结果一致	A
临床影响	临床影响小	D
普遍性	试验在患 II ～ IV 期 PI 患者的人群中进行	A
适用性	适用于所有医疗卫生机构，但可获性受限	B
其他因素	没有一项试验是在澳大利亚土著居民、新西兰毛利种族或是太平洋岛屿种族中进行，试验是否涉及亚洲人群未提及	

推荐意见 46

考虑使用电疗法作为促进 PI 伤口愈合的辅助方案	B

　　注意：本回顾中包括的研究未报道电疗法的任何主要不良反应。电疗法对装有带电种植体（如起搏器）患者、癫痫患者、恶性肿瘤患者或孕妇不适用。循环受损的患者慎用[119]。

9.8.2 脉冲电磁疗法

脉冲电磁疗法（PEMT）通常以脉冲方式对患者施以磁场效应，包括脉冲短波透热疗法、脉冲电磁疗法和交替脉冲法[120, 121]。这些治疗方案使用不同的无线电频率、能量频率、脉冲长度和能量。理论上，通过可计算的能量递增来对离子、分子、细胞膜、细胞等产生生理效应，以促进伤口愈合。据称，电磁疗法可增加伤口内白细胞和成纤维细胞，刺激骨生成，增强血流[120]。

文献中报道的脉冲电磁疗法用于治疗 PI 是使用 27.12 MHz 频率持续 20 ～ 30 分钟，脉冲持续时间为每秒 80 ～ 600 个脉冲，峰值功率为 290 ～ 975 W。治疗持续时间为 4 ～ 12 周[120, 122]。

证据总结

一项基于循证的系统回顾[122]研究了 PEMT 治疗 PI 的疗效，本回顾更新了由同一研究组[53]发表的前一文献。在该系统回顾中包括两项偏倚风险未知的随机对照试验。这两项实验的治疗持续时间不同（8 周和 1 周），因而无法用 Meta 分析汇总结果。

第一个 RCT 研究中，来自老年病房的 30 位受试者（PI 分期 II 期或 III 期）被随机分成三组。试验组 20 人，接受频率为 600 pps，117 V（27.12 MHz）的电磁治疗每日 2 次（Diapulse），每次 30 分钟，之后是 400 pps，117 V（27.12 MHz）每日 20 分钟（仅仅在局部治疗一天后），同时给予传统伤口治疗。第二组 5 人，接受假 PEMT 治疗和传统伤口治疗。第三组 5 人仅接受传统伤口局部治疗[122]。传统伤口换药治疗包括了过氧化氢清洗、滑石粉、亚甲蓝溶液和四环素软膏的应用[122]，这些方法也被质疑。5 周后，80% 的试验组伤口愈合，两个对照组的愈合率均为 0，但是试验组的伤口大小基线值就比较小。未见任何不良反应。在第二个 RCT 研究中，30 位脊髓损伤的受试者存在 II 期或 III 期的 PI，分别接受了电磁治疗（80 ～ 600 pps，27.12 MHz），局部治疗每日 2 次，每次 30 分钟，或假电磁治疗。两组受试者的伤口以湿生理盐水纱布换药。12 周后，试验组 30% 的 II 期 PI 和 60% 的 III 期 PI 完全愈合，对照组则无一愈合。II 期 PI 的愈合时间试验组显著低于对照组（13 天 vs 31.5 天，$p < 0.001$）。未见不良反应。这一研究由于样本比较小，可能有偶然性。而且，就结果而言，伤口愈合面积百分率在临床的意义不如完全愈合率。[122]（II 级证据）

第二个系统回顾[120]包含了 4 个 RCT 研究，仅一项研究为高质量研究。该项研究和另一项低质量的研究都是由 Aziz 等人报道。[122] 四项 RCT 研究（$n = 100$）将 PEMT 与假 PEMT 治疗对比或与不同的 PEMT 治疗对比，伤口处理均采用传统方法（湿的生理盐水纱布）。PEMT 干预从 20 ～ 30 分钟不等，采用 27.12 MHz 的频率，脉冲间隙为 80 ～ 600 pps，峰值为 290 ～ 975 W。治疗疗程为 4 ～ 12 周。受试者发生的是 II 期或 III 期 PI。高质量研究显示 PEMT 试验组有显著差异（一周伤口愈合率，一周伤口大小中位数和伤口愈合时间中位数，p 值均 < 0.05）。一项研究发现在 II 期 PI 中，PEMT 能显著促进一周伤口愈合率和愈合时间中位数。未见不良反应报道。这篇回顾得出结论，PEMT 治疗合并常规伤口治疗对促进 PI 愈合有效。但是该结论仅仅基于一项高质量研究，且该研究只有 30 位受试者，部分结果指标有显著性。[120]（II 级证据）

NPUAP/EPUAP 指南[4] 一致推荐使用 PEMT 方法治疗 II～IV 期 PI，该推荐是基于之前在慢性伤口方面的系统回顾（共识）。

NHMRC 等级矩阵		
证据基础	四项 RCT 研究，仅一项是低偏倚风险研究 一项证据是基于高偏倚风险或小样本人群的 RCT 研究	D
一致性	研究结果不一致	C
临床影响	适度临床影响	B
广泛性	受试人群覆盖了 II～IV 期 PI 患者	A
适应症	适用于所有医疗卫生机构，但可获性受限	B
其他因素	实验未在澳大利亚土著人群、新西兰毛利人群、太平洋岛屿人群中进行，试验是否涉及亚洲人群未提及	

推荐意见 47

脉冲电磁治疗可作为促进 PI 伤口愈合的辅助方案	D

注意：本回顾未提到有关电磁治疗的主要不良反应。电磁治疗不推荐用于心脏起搏器患者、癫痫、糖尿病、癌症、两个月之内曾有心肌梗死的患者、先天性中枢神经疾病、肾脏病或孕妇[123, 124]。

9.8.3　紫外线光疗法

紫外线能促进伤口愈合已被理论化，机理为刺激细胞生长，增加皮肤血流量，抑制细菌生长[4, 20]。

一项随机对照实验详细报道了紫外线 C 为连续治疗 12 周，每周五天[125]。由于联合其他 PI 处理措施后其疗效尚不能肯定。

证据总结

一项基于循证的系统回顾报道了一篇紫外线联合超声疗法可提高 PI 治愈率的具有高度偏倚风险的 RCT。该实验为小样本实验（$n = 18$），参与者均为脊髓损伤患者，每周五天接受激光（820 nm）、超声紫外线疗法或者标准 PI 治疗（清洁、Jelonet™ 敷料和压力管理）的交替治疗。在 12 周的治疗时间内，治疗组和对照组的 PI 治愈率无明显差异。超声及紫外线与标准疗法相比，比值为 1.18，由于使用综合治疗的方案，紫外线疗法的效果不明确。（Ⅱ级证据）

NPUAP/EPUAP 指南[4] 提供了共识推荐意见，可以考虑短期使用紫外线 C 治疗 Ⅱ～Ⅳ期 PI，然而治疗时间未作严格规定。

这项建议根据以上的 RCT 提出，另外，额外的小样本 RCT（具有高偏倚风险）结论为：相比于安慰剂而言，紫外线治疗有效（试验在未知人群中进行）[4]。另外报导认为紫外线能减少 PI 患者的细菌负荷。（共识）

RNAO 指南[20] 报道了相同的结论（紫外线 C 有效），尽管不具体，但根据上下文建议该疗法可用于治疗 PI，减少细菌负荷。

NHMRC 等级矩阵		
证据基础	来源于指南中的两项高偏倚的 RCT	D
一致性	结论是非一致的	C
临床影响	没有报道	U
研究对象	本实验在浅表 PI 的人群中进行，试验人群不明确	B
适应证	适用于所有医疗卫生机构，但可获性受限	B
其他因素	实验未在澳大利亚土著人群、新西兰毛利人、太平洋岛屿人群中进行，是否涉及亚洲人群未提及	

推荐意见 48

紫外线可作为 PI 的辅助治疗方案	D

推荐意见 49

紫外线治疗 PI 时可减少创面细菌负荷的证据不足	CBR

鉴于 PI 风险评估、预防以及诊疗的复杂性，卫生技术人员的教育及培训对患者良好转归起积极作用。

证据总结

一项系统回顾对降低医院（包括急诊护理、老年急诊护理以及康复机构）PI 发生率的质量改进（QI）措施进行了研究（$n = 39$）[126]。其中，28 项研究将护士教育纳入质量改进措施。此次文献回顾中，护士教育形式包含口头教育、书面教育，以及其他旨在提高卫生技术人员（主要针对护理人员）对 PI 预防理解的方法。教育经常与新的产品（如支撑面）或新工具（如危险评估量表的介绍）相关联。这些实验为期 6 ～ 36 个月，主要采取前后对照试验方法，此方法已被证实为中度至良好的方法。将教育作为干预措施的十项研究将 PI 事件作为一项结果测量标准。这些研究显示 PI 事件下降与质量改进措施有关，然而，根据文献报道中的图解，PI 事件的明确差异性不清晰。由于合并使用其他 QI 干预方法使患者获益，这些实验很难推断卫技人员的效果。然而，三例并未纳入卫技人员教育的 QI 方案对降低 PI 事件均告失败。[126] 这提示，如果将卫生技术人员教育纳入干预措施，旨在降低 PI 事件发生的干预方法将更有成效。此分析结果被视为基于低等级证据和间接证据——有教育项目效果的证据。（Ⅲ级证据）

RNAO 指南[20]建议：教育课程的设计和目标对象为适合的卫技人员，并且定期更新知识。

课程涵盖的知识如下：

- PI 的发生机制以及风险因素
- PI 风险评估
- PI 预防计划
- 对评估、管理计划以及 PI 风险管理和预防措施进行及时准确的记录
- 人工操作技术与设施的规章制度
- 支撑面的选择、使用及维护
- PI 评估和分期
- 伤口管理原则，包括局部物品及伤口敷料的选择
- 患者健康教育的原则

指南明确了医疗机构在合适的教育课程的开展和实施中发挥作用。（共识）

NPUAP/EPUAP 指南[4]推荐卫生技术人员有接受教育的需求。（共识）

NHMRC 等级矩阵		
证据基础	十组自身前后对照实验（中—高质量）。 来自于两个循证指南的一致性意见	C
一致性	干预措施纳入卫技人员教育时，PI 发生率降低的结果是一致的	A
临床影响	临床影响小	D
普遍性	试验对象为护理 PI 患者的卫技人员	
适用性	结论显示适用于所有医疗卫生机构；但可获性受限，并且干预的性质不清楚	C
其他因素	实验未在澳大利亚土著人群、新西兰毛利人以及太平洋岛屿人群中进行，不清楚实验对象是否涉及亚洲人	

推荐意见 50

所有卫生技术人员应当接受有关 PI 预防、评估以及管理的教育	C

教育实践要点

- 在实行保守锐性清创前，卫生技术人员需要接受适当教育与培训。[4, 20]
- 当新的 PI 规程、设备 / 产品引入医疗机构，卫技人员需要接受适当教育。[126]
- 寻求可信公认的、经批注的课程作为此课程的改进与实践建议。

9.10　手术

　　III、IV 期 PI 的外科修复，包括皮瓣重建、直接伤口闭合或植皮，可能被视为促进伤口愈合更快的治疗选择[20]。由于大量的皮肤、软组织、皮下脂肪以及肌肉的缺失，III、IV 期 PI 通常需要很长时间进行修复，并且复发率高。骨骼暴露处患骨髓炎的风险高，在外科手术介入前，应通过诊断排除骨髓炎。PI 手术缝合可能会降低骨髓炎发生的风险[4]。对于传统治疗措施无效的患者，可以通过多学科团队去评估外科手术干预的适当性[4, 20]。

证据总结

　　文献检索没有明确有关外科手术修复 PI 效果的调查的系统回顾文献。

　　NPUSP/EPUAP 循证指南[4] 提出外科手术治疗 PI 的建议，其集中在贯穿术前、术中以及术后阶段对患者的支持，但未对手术干预的效果给予指导。基于共识，建议强调了适当术前评估 PI 和患者状况的重要性，术前患者身体最佳状态的准备

（如营养状况的改善，局部感染的控制）以及确保适当的心理支持，以促进恢复。NPUAP/EPUAP 推荐术中强调对合适界面压力管理、体位以及患者转运的重要性，并且提供以上手术流程的指导。术后阶段推荐集中在持续护理、伤口评估、体位以及搬运措施（防止由于体位改变造成的创伤和界面压力相关的伤口破损）、社会心理支持。[4]

RNAO 循证指南[20]也达成共识推荐意见：对于医学、营养指标稳定，并能够耐受术中失血和术后制动的患者可以考虑选择 PI 外科缝合术。[20]（共识）

推荐意见 51

PI Ⅲ或Ⅳ期患者、对于现存治疗措施无反应，应该评估采取外科手术治疗	CBR

外科手术实践要点

▶ 外科干预评价采取外科手术干预应当包括多学科合作，包括和患者合作以及尊重患者的选择。[4, 20]

▶ 评估外科手术干预的合适程度，要考虑患者：

- 医疗指标稳定
- 营养状况
- 修复和复原能力
- 总体健康状态以及生活质量

▶ 术后，采用该指南概括的建议与实践技巧保护伤口免受压力、剪切力和摩擦力。[4, 20]

10 医疗机构和成本的考虑

10.1 医疗机构中引入减少压力性损伤的措施

　　一项系统回顾[126]对急症护理单元 PI 质量改进相关措施的研究进行了报道，包括 39 项研究（主要采用自身前 / 后对照实验）。这些干预措施包括治疗方案和（或）指南的制定与实施、员工教育、风险评估量表的使用、质量控制、护理团队管理计划、全新的支撑面的应用、对护士反馈管理与护理人力资源的应用。许多研究包括了多项质量改进（QI）干预措施，主要采用 PI 发生率（各项研究定义不尽相同）作为结局指标。系统回顾的作者将这些研究结果中 PI 的发生率（$n = 16$）进行汇总，发现 PI 发生率显著降低（RR - 0.07，95%CI：-0.1 ～ -0.04，$p < 0.0001$）。然而这些研究之间存在显著的统计学异质性。作者总结指出质量改进（QI）干预措施的应用与 PI 发生率下降相关，尤其是在一个以上的组织机构中实施时。[126]

　　该系统回顾[126]强调：引入旨在降低 PI 发病率的质量改进措施应该符合质量改进的方法学。当执行"计划 - 执行 - 学习 - 处理"（PDSA）质量改进循环时将质量控制与反馈纳入干预流程中，可对降低 PI 发生率有更明显的效果。研究结果也提示，足够的卫生技术人员教育可能与更有效降低 PI 发生率的质量改进措施相关。

10.2 新分类系统的影响

　　2011 年，AWMA 发起了一项衡量泛太平洋地区临床人员对 PI 术语偏好的调查，包括 PI 分期系统的 NPUAP/EPUAP 国际 PI 指南的发表对该项调查起到了促进作用。对于泛太平洋地区采纳 NPUAP/EPUAP 分期系统的提议，以及致力于 PI 术语达成国际共识的工作，受到超过 400 位受访者的大力支持。

　　该调查适时讨论了将"压力性损伤"（PI）作为术语替代"压疮"（PU）的意见。2009 年 Dunk 和 Arbon[127]支持澳洲采纳的术语，即用病因（损伤）替代一系列不精确的用语（压疮、压力性溃疡）。术语的改变旨在更精确地反映原因与后果，并且强调大多数 PI 是可以预防的。2011 年的受访者对这一变化给予了大力支持。

考虑使用 NPUAP/EPUAP PI 分期系统的建议需要医疗卫生机构改变使用其他分期系统服务。卫生专业人员的教育应当同分期系统中的任何改变同步进行。

此推荐对于国家医疗卫生编码系统会产生影响。当前的 ICD-10-AM 编码规程规定了如何定义及编码 PI。指南发展指导委员会承认如果没有改变定义与编码，临床医师对 PI 的记录描述将有异于编码生成。AWMA 正与合适的机构合作，来改变反映 NPUAP/EPUAP PI 分期系统的 ICD-10-AM 编码。

10.3　推荐意见对成本的影响

10.3.1　支撑面

英国研发了绝大多数的支撑面成本效益模型。两项系统回顾[128, 129]同时称 PI 发生率的减少与高规格支撑面的应用有关，进而与整体健康照护成本降低相关。

一项系统回顾[128]报道了各种支撑面的成本效益，并且借鉴先前所发表的一份研究[53]，关于各种减压物品的效益作为压力管理成本效益决策模型发展的基础。另一项研究[130]提供了降低压力风险的预算，该研究提供的压力降低预算是建立在英国急症护理机构中大量人群（$n = 2507$）基础之上。 支撑面的成本预算通过联系装置制造商制定，研究提供以美元计算进行成本比较。基于 Cullum 等[53]的回顾，即确立了交替压力替代床垫（mattress replacement）和交替压力覆盖床垫（overlays）的有效性，并将这些设施的成本与高规格泡沫床垫进行比较。每个设施以 1 周、4 周、12 周使用为计，分析考虑其成本、闲置天数和质量调整生存年数（QALY）。[128]

该系统回顾[128]总结得出使用交替压力床垫覆盖物能够节省 PI 的预防成本（12 周以上计算，成本减少 45%），更换交替压力床垫对治疗已发生的 PI 具有成本效益（12 周以上计算，成本减少 60%）。用来作成本比较的"标准护理"所使用的是多用于大多数急症医疗机构而在其他医疗机构少见的高规格泡沫床垫[128]。该成本与 2005 年英国医疗机构设施相关，尽管如此，它也可代表其他国际医疗机构所采取此干预措施的成本。

第二项系统回顾[112]对预防 PI 所使用的"支撑面"提供经济效益分析。有足够的证据比较各种交替压力支撑面的临床效益，采取"经济模型"作为比较其成本效益的方法。本回顾包含三项经济模型的研究，结果显示与使用标准医院床垫相比，对高风险 PI 患者使用高规格床垫，显著减少了 PI 发生率。汇总四项研究，相对风险为 0.29（95%CI：0.19 ～ 0.43），或是 PI 发病率相对减少 71%（95%CI：

57% ～ 81%）。成本效益模型表明：由于成本节约是通过治疗更少 PI 而产生，高规格泡沫床垫使用可能总体上成本更低。这些研究尽管都在英国进行的，但该系统回顾所提及的经济利益有可能与其他第一世界国家相同。[129]

10.3.2 伤口敷料

一份关于使用水胶体敷料治疗 PI 的系统回顾[109]对敷料进行了成本效益分析。三项比较水胶体敷料与生理盐水纱布的研究发现，考虑到材料的成本、职工成本和更换敷料的频率及所需时间，水胶体敷料是一种更为节约成本的选择。十多年以前，这些研究在一家医院和疗养院中进行。统计数据显示，就伤口愈合的程度而言，水胶体敷料也明显优于生理盐水纱布。产品的流通性与品牌在报告中均未提及。[109]

11 暂不推荐的措施

11.1 超声波治疗

　　超声波治疗针对治疗区域提供振动频率为低频（20～50 kHz）或高频（0.5～3.0MHz）的声波[4]以持续方式或脉冲式进行治疗。[125, 131, 132]通常在治疗区域与超声波探头之间会使用一种水或凝胶类的耦合剂。超声波的优势在于既能产生热效应，又能产生非热效应。热效应一般通过连续性超声波实现，可能增加局部血供。非热效应如声流与气穴现象是通过脉冲方式实现的。[131, 132]这些促进伤口愈合的不同理论有：通过纤溶酶，刺激蛋白合成，加快细胞增殖刺激炎症，促进血管增生。然而目前在该领域缺乏足够的研究证明这些理论的有效性。这些非热效应不同于在清创时超声波的应用。

证据总结

　　一项基于循证的系统回顾[125]调查了超声波治疗对 PI 愈合的成效。该回顾对同一研究团队研究之前得出的一项回顾[53]进行了更新。该回顾称三项随机对照试验（RCT）符合入选标准，但只有一项为高质量研究。　两个实验比较 3 MHz 频率超声波与模拟超声波的治疗情况。第一项被称为高质量试验，88 名至少部分皮肤丧失的 PI 患者，每周接受五次持续时间为 2 秒的 3.28 MHz 脉冲，以及 100 Hz 重复脉冲的治疗，持续 12 周或直至完全治愈。就完全治愈而言，其与接受模拟超声波（40% vs 44% 的 PI，$p = 0.61$）的患者对比无显著差别。分别接受 12 周治疗的相对风险（RR）也不明显（RR 0.91，95%CI：0.55～1.48，$p = 0.69$）。第二项随机对照试验（RCT）则为 40 名皮肤浅表 PI 患者接受 3MHz 超声波在 3 cm^2 区域局部持续作用至少 5 分钟，另外，每多出 0.5 cm^2 面积再施以一分钟的治疗，最多延长不超过 10 分钟。该治疗每周三次，对照组则接受同样疗程模拟超声波治疗。两个组别中 PI 治愈的患者人数并没有显著差异（48% vs 42%，p 未披露）。两组治疗的相对风险（治疗时间为 34 天）也不明显（*RR*1.13，95%CI：0.57 ～ 2.26，*p* = 0.73）。将这些实验结果汇总统计分析后发现，PI 治愈人数的相对风险（*RR*）并不突出（*RR* 0.97，95%CI：0.65 ～ 1.45，*p* = 0.89）。第三项随机对照试验 18 名参与者患有脊髓损伤，其 PI 描述为"皮肤伤口"，一组每周五天交替进行激光（820 nm 激光二极管）。超声波和紫外线治疗，另一组接受标准伤口护理（清洗、Jelonet™ 敷料更换和压力防护）。在 12 周时间里，接受特定治疗与标准伤口护理的两个小组中 PI 治愈人数没有显著差异。接受超声波和紫外线治疗与标准治疗比较，其相对风险为 1.18（95%CI：0.76 ～ 1.83，*p* = 0.43）。该回顾的结论认为使用治疗性超声波治疗 PI 无益。[125]（Ⅰ级证据）

NPUAP/EPUAP[4] 指南就治疗性超声波的使用达成一致建议。根据一项质量不详的小样本量随机对照试验和两项小样本量非随机试验，指南建议可考虑使用低频（40 kHz）超声波治疗第Ⅲ、Ⅳ期 PI。基于循证文献回顾 [125] 中一项中等质量试验结果建议使用超声波治疗感染性 PI。[4]（Ⅱ级证据）

NHMRC 等级矩阵		
证据基础	一项低偏倚风险 Meta 分析包括三组低偏倚风险 RCT	A
一致性	结论的一致性没有影响	A
临床效果	低	D
普遍性	实验人群为Ⅰ期和Ⅱ期的 PI 患者	B
适用性	结论显示适用于所有医疗卫生机构，但可获性受限	B
其他因素	在澳大利亚土著人群、新西兰毛利人及太平洋岛屿人群中没有研究，包含亚洲人群的试验不清楚	

推荐意见 52

超声波治疗不能促进Ⅰ、Ⅱ期 PI 的愈合	A

推荐意见 53

超声波治疗对Ⅲ、 Ⅳ期 PI 的疗效尚不明确	CBR

12 证据不充分的措施

指南发展指导委员会认为就干预效果作为证据推荐等级来说，一个低质量研究所提供的证据是不充分的。

证据不充分的建议如下：

- 高压氧治疗（HBOT）
- 红外线治疗
- 激光治疗
- 各种局部药物制剂治疗

（1）高压氧治疗（HBOT）是指要求患者在高于正常大气压的环境下吸入 100% 的氧气的一种治疗方法。由于能增加血氧含量，从而可能增加愈合过程中组织携氧，高压氧治疗已被提议作为促进伤口愈合的一种方法。其疗程为每天 1.5 ~ 2 小时。[4, 84] HBOT 作为 PI 患者治疗措施的建议，证据尚不充分。

（2）红外线是一种红外光谱内低能量激光，被推荐用于慢性伤口以增加血液循环、促进愈合。

（3）激光治疗已被用于慢性伤口，包括 PI 的治疗。理论上，激光治疗能够刺激微循环和组织氧合，从而促进伤口愈合。[133] 然而目前几乎没有证据表明激光治疗有上述效果，也未有证据显示其能更好的促进伤口的愈合。

（4）已经证实的各种局部制剂包括酮色林、大麦提取物、透析液、局部胰岛素。使用上述制剂进行的试验非常少，并且缺乏明确结论。

证据总结

高压氧治疗

一项系统回顾[84]报道了使用高压氧治疗 PI。文献仅包含一项随机对照实验（RCT），该实验无质量评价。18 名（38 处 PI）实验患者接受 HBOT，平均治疗 37 次，每次治疗时间从开始的 1.5 小时逐渐延长到 2 小时。其结果与另外 3 位随机挑选的

PI 患者（6 处 PI）作为对照组进行比较。HBOT 组 58%PI 全愈，13%PI 其面积减少至少 50%。对照组中，没有一处 PI 治愈或者是范围减少至少 50%。该实验质量较低，并且无患者人口统计学资料。[84]

虽然 RNAO 指南[20] 提供 HBOT 治疗 PI 的低等级建议，但是此证据是以糖尿病溃疡患者进行的实验为基础的。

NPUAP/EPUAP 指南[4] 报道 Gray 等人[84] 系统回顾所涉及的同一项 RCT，得出结论：就 HBOT 治疗 PI 的建议而言，该实验所提供的证据不够充分。

红外线治疗

文献检索未发现任何红外线治疗的系统回顾。NPUAP/EPUAP 指南[4] 报道了将加热与不加热的红外线用于治疗的小样本量试验研究，但作为红外线治疗 PI 建议的证据不足。

激光治疗

经文献检索未发现任何激光治疗的系统回顾。NPUAP/EPUAP 指南[4] 指出：激光治疗证据局限于动物实验和其他类型的伤口，其作为建议使用的证据不足。

各种局部制剂

两项系统回顾[82, 108] 报道了一个小样本量、低质量的随机对照试验（RCT），实验对局部制剂（酮色林、大麦提取物、透析液以及胰岛素局部外用）与安慰剂或标准护理（未定义）进行比较。[82, 108] 关于胰岛素局部外用两组实验结果相悖。一组实验对疗养院内存在 1～7 cm 至少持续 14 天的 PI 患者局部外用 10 个单位常规胰岛素，每天两次持续五天，其治愈率和治疗天数都优于对照组（$p=0.05$）。[82, 108] 然而对相似人群进行另一个随机对照试验，14 天两组伤口范围的测量结果（$p=0.42$）无明显的差异。[82] 两个实验均为小样本量低质量实验。[82, 108] 其他局部制剂的实验都是小样本量低质量实验，其结果无法作为循证依据。（II 级证据）

推荐意见 54

以下的措施还没有足够的证据来推荐使用：
- 高压氧治疗
- 红外线治疗
- 激光治疗
- 各种局部药物

13 新兴措施

13.1 局部生物制剂的运用

生长因子能够自然地产生蛋白质或激素，刺激细胞生长。角质化细胞生长因子刺激上皮形成。[134] 粒细胞－巨噬细胞集落刺激因子（GM-CSF）据报道能刺激中性粒细胞、巨噬细胞、角质细胞的生成，从而促进伤口愈合。[135, 136] 蛋白衍化物生长因子是一种包含蛋白质的局部外用生物制剂，在伤口基底部血管的形成中起到一定的作用。这些制剂通常都含有细胞外基质，可在伤口内提供一个构架，使细胞在伤口愈合过程中黏附其上。[137] 组织纤溶酶原激活物是一种局部制剂，其包含帮助溶解血栓的蛋白。[138]

这些制剂绝大多数在澳大利亚、新西兰、新加坡、香港都无法使用。因此，将这些新兴治疗措施作为推荐意见是不恰当的。

证据总结

Bradley 等人[108] 报道了四个小样本量的随机对照试验，实验将生物制剂与安慰剂或标准护理进行对比，发现这些生物制剂的使用证据不够充足。Reddy 等人[82] 研究了九篇中等质量的实验，其中使用的生物制剂包括：重组血小板生长因子、神经生长因子、蛋白酶调节基质、转化生长因子－β$_3$、粒－巨噬细胞集落刺激因子、碱性成纤维细胞生长因子。这些实验设定研究范围，对象为Ⅰ～Ⅳ期 PI 成人患者。实验以伤口面积的大小或者是伤口治愈率作为结果指标。在这些试验中，有六篇研究结果支持生物制剂的使用，并且有初步证据支持含有人血小板衍生生长因子和神经生长因子敷料的使用。[82]（Ⅱ级证据）

13.2　支撑面的改进

支撑面技术持续改进，其种类繁多——被动（持续低压）和主动（交替压力）——并且层出不穷。然而，这些新型支撑面的使用缺乏高级证据支持，只有少量的低等级循证依据支持其能有效治疗或预防 PI。

其中一些装置使用的获益已超出 PI 治疗（如职业健康以及安全性优势）。尤其是一些装置具有侧面旋转或座位功能，床单元可以进行升降以方便患者转运从而减少人工搬运，但是关于降低 PI 发生率的总体效果至今仍无明确证据。

14 进一步研究的提示

指南的形成发展强调：尚缺乏 PI 管理的低偏倚风险的研究。该指南收入的大部分研究都存在中度或高度风险的偏倚。指南发展指导委员会建议未来有关 PI 研究集中于：

- ▶ 实施低风险偏倚的实验设计和流程。
- ▶ 实验对象主要设计为土著居民和托雷斯海峡岛民、新西兰毛利人、太平洋岛民及亚洲人。
- ▶ 在泛太平洋地区进行 PI 管理干预成本效益的研究。
- ▶ 对现存有限的一致性强、质量好的证据做进一步研究。
- 非数字化的 PI 风险评估量表或算法的效度和信度。
- 最有效的体位转换常规。
- 最有效且符合成本效益的支撑面，包括床单元系统以及侧翻装置。
- 补充复合维生素和精氨酸在 PI 治疗中的作用。
- 高压氧治疗在 PI 治疗中的作用。
- 红外线、紫外线和激光治疗的有效性。
- 对患者和卫生技术人员进行 PI 预防和治疗教育课程的有效性。
- 促进 PI 愈合有效且经济的伤口敷料。
- 局部外用制剂，尤其是含银、卡蒂姆碘和蜂蜜的制剂在治疗 PI 中的作用。
- 传统治疗方法，如中医，在 PI 治疗中的作用。
- 管理 PI 相关疼痛的有效方案以及疼痛管理程序。
- 外在因素，如潮湿，在 PI 评估和管理中的重要性。
- ▶ 进一步讨论一些患者发生 PI 的可免或难免性是必要的。最近由 NPUAP 发表的一篇共识声明[139]中指出：绝大多数 PI 是可以避免的，也不是所有的 PI 都是难免的，强烈建议进行泛太平洋地区调查或举行共识会议，提供关于一些潜在的难免 PI 性质的指南。

发展标准化流程以便于监测报道 PI 流行性和发生率，从而促进国家和国际上的标杆管理。标准化流程应包括：[11, 140]

• 常规使用有效工具来收集 PI 流行性或发生率的资料，所有定义及数据领域需相同。

• 采用通用工具进行教育和检测调查者 PI 分期专业能力，以确保 PI 记录准确。

• 统一使用 PI 分期系统和定义（建议参照 NPUAP/EPUAP 分期系统）。

附录 A　指南发展指导委员会和指南发展小组

1. 指南发展指导委员会和指南发展小组

指南发展指导委员会和指南发展小组监督方针的发展，成员包括老年医学专家、执业护士、注册护士、消费者代表、营养师、职业治疗师、学者和医学研究顾问。附表 1-1 为指南发展指导委员会和指南发展小组构成。

附表 1-1　指导委员会及发展小组成员

委员会成员	专业及资格	临床实践场所和地方	人口类型	参与指南的组别
Margo Asimus	Nurse Practitioner （Wound Mmt）	Newcastle, NSW	·农村	·指南发展小组 ·文献评价
Elizabeth Abraham	职业治疗师	Sydney, NSW ·医院	·城市	·指南发展小组
Judith Barker	Nurse Practitioner （Wound Mmt） RN; STN; MN（NP）; BHlthSc（Nurs）	ACT ·社区护理 ·门诊 ·家庭式疗养所	·城市 ·多元化 　人口	·指引发展指导委员会 ·文献评价
Jennifer Byrnes	Nurse Practitioner （Wound Mmt）; RN; NP; STN; MN（NP）; DipHlthSc （Nurs）	Darwin, NT ·医院	·城市 ·乡村 ·土著居民	·指南发展小组
Keryln Carville（主席）	副教授 RN; PhD; STN（Cred）	Perth, WA ·社区护理 ·教育 ·研究 ·远程卫生医疗 ·家庭式疗养所	·城市 ·乡村 ·远程 ·澳大利亚 　土著社区	·主席，指南发展指导委员会 ·指南发展小组 ·文献评价

委员会成员	专业及资格	临床实践场所和地方	人口类型	参与指南的组别
Kerrie Coleman	Nurse Practitioner Complex Wound Mmt;RN; MNclinical (Wound Mmt); MN(Chronic Disease); DipApSc; BNSc	Brisbane, Qld • 病房	• 城市	• 指南发展小组 • 文献评价
Monique Covey	临床营养师； APD; BSc(Nutrition) Hons	Sydney, NSW • 医院 • 门诊	• 城市 • 乡村 • 多民族	• 指南发展小组
Jenny Davenport	顾问护师 RN; RM; MWoundCAre; FAWMA	Werribee, Vic • 医院 • 社区护理 • 家庭式疗养所 • 教育	• 城市 • 乡村 • 多元化人口	• 文献评价 • 指南发展小组
Ann Marie Dunk	临床顾问护师 （伤口护理）； RN; BHlthSc(Nurs)	Canberra, ACT • 医院 • 教育 • 研究	• 城市 • 多种文化	• 指南发展小组 • 文献评价
Sean Fitzgerald	消费者代表	N/A	N/A	• 指南发展指导委员会
Anne Gardner	护理学教授； RN; PhD	Canberra, ACT • 教育 • 研究		• 指南发展小组
Susie Goh	RN; STN; PGrad Cert. Tissue Viability			• 指南发展指导委员会
Emily Haesler	方法学家，学术研究员， RN; PGradDip (AdvNsg)	Canberra, ACT	N/A	• 项目主任 • 指南发展指导委员会 • 指南发展小组 • 文献评价
Debra Harcourt	临床护士 （伤口护理） MHlthSci	Brisbane, QLD	• 城市 • 多元文化的人口	• 指南发展小组 • 文献评价
Susan Law	专科护师（伤口护理）； RN; RM; MScN; BScN; ET	Hong Kong • 医院 • 门诊诊所	• 城市 • 小型族群（如印度尼西亚、巴基斯坦、菲律宾、泰国）	• 指南发展指导委员会

委员会成员	专业及资格	临床实践场所和地方	人口类型	参与指南的组别
Judith Manning	临床护士（伤口管理） RN; MA, Bed.	Adelaide, SA • 家庭式疗养所 • 教育	• 城市 • 多元文化的人口	• 项目管理 • 指南发展指导委员会 • 指南发展小组 • 文献评价
Bill McGuiness	美国批发商协会主席；教授 RN; PhD;MNS; BN;DipT	Melbourne, Vic • 医院 • 社区护理 • 家庭式疗养所 • 高等教育	• 城市 • 多元文化的人口	• 指南发展指导委员会 • 文献评价
Bernadette McNally	临床护理顾问（伤口护理和质量协调） 卫生与安全委员会，浸润护理（护士委员会），RN;Med&Wk, Nurs(Advanced Practice) BN;Grad Dip Nursing(Comm. Nurs)Dip HSc	ACT • 医院	• 城市 • 多元文化的人口	• 文献评价 • 指南发展小组
Pam Mitchell	临床护理顾问（伤口护理）； RN;MN;PGDip WHTR（威尔士）； Dip N	Christchurch, New Zealand • 医院		• 指南发展指导委员会 • 文献评价
Pamela Morey	Nurse Practitioner;RN;STN;MN(NP); MRCNA	Perth, WA		• 指南发展小组
Wayne Naylor	高级分析师临终关怀理事会，新西兰主席			• 指南发展小组
Tracy Nowicki	临床护理顾问； RN	Brisbane Qld		• 指南发展指导委员会 • 文献评价
Katrina Pace	新西兰注册营养师； Bsc(hons)			• 指南发展小组
Jenny Prentice	RN; phD	Perth WA		• 指南发展指导委员会

委员会成员	专业及资格	临床实践场所和地方	人口类型	参与指南的组别
Rosalind Probert	临床护理顾问（造口伤口护理）；RN	Brisbane Qld		• 指南发展小组
Robyn Rayner	临床护士（伤口护理）RN；M Wound Care；PGrad Health Admin；BSci(Nursing)	Bunbury, WA • 社区护理 Perth, WA • 教育	• 城市 • 农村 • 远程 • 土著社区	• 指南发展指导委员会 • 指南发展小组 • 文献评价
Jan Rice	临床护理教育家；RN；MWound Care；Cert. 整形外科, MRCNA；FAWMA	Melbourne, Vic • 社区护理 • 门诊诊所 • 家庭式疗养所 • 教育	• 城市 • 农村 • 远程 • 土著社区 • 第三世界国家	• 指南发展指导委员会 • 指南发展小组 • 文献评价
Kerri Roberts	职业治疗监督主管（神经及康复）；MOT；BAppSc(OT)；DipBusMmt.	Tasmania • 医院 • 社区护理	• 农村	• 指南发展小组
Emil Schmidt	RN；BN Hon. PG cert.WCNS > MCNA(NZ)	Dunedin, New Zealand • 医院	• 城市 • 农村 • 土著居民	• 指南发展指导委员会 • 指南发展小组 • 文献评价
Maria Schollum	临床护理专家（伤口护理）；RN BN PG Dip Health Science；Adv Nurs	Hamilton, NZ • 医院	• 城市	• 指南发展小组 • 文献评价
Michael Woodward	副教授, MB；BS；MD；FRAC	Melbourne, Vic • 医院 • 门诊诊所	• 城市 • 多元文化的人口	• 指南发展指导委员会 • 指南发展小组 • 文献评价
Jan Wright	临床顾问护师（伤口护理） RN			• 指南发展小组 • 文献评价
Catherine Young	职业治疗师；轮椅座位顾问；家庭动力学预防推进小组	Melbourne, Vic • 门诊诊所 • 社区护理 • 教育	• 城市 • 多元文化人口	• 指南发展指导委员会 • 指南发展小组 • 文献评价

委员会成员	专业及资格	临床实践场所和地方	人口类型	参与指南的组别
Clarissa Young	临床顾问护师（伤口护理） RN；MCN； MNS(NP)； BN	Launceston, Vic 医院	• 城市	• 指南发展指导委员会 • 指南发展小组 • 文献评价
Seok Yee Toh	临床营养师； APD； MSc Nutrition and Dietetics	Launceston, Tasmania 医院	地域性	指南发展小组

2. 利益冲突

整个项目中，指南发展指导委员会和指南发展小组和文献涉及的专家每年都发表 AWMA 声明，关于利益冲突和保密声明。每次会议上都会提出利益冲突。虽然大多数委员没有申报那些他们已知的利益冲突、也不参与讨论这些相关的冲突，但在美国世界医学会声明的冲突中概述了全部细节，这些利益和保密声明可以向美国世界医学会要求。附表 1-2 列出了利益冲突的申明。

附表 1-2　利益冲突的申明

成员	利益冲突的申明
Margo Asimus	
Elizabeth Abraham	
Judith Barker	
Debbie Blanchfield	为肯怀特，阿斯特拉泽尼察和澳洲药剂协会演示
Jennifer Byrnes	
Keryln Carville（主席）	赞助参加哈特曼论坛
Kerrie Coleman	没有利益冲突
Monique Covey	没有利益冲突
Jenny Davenport	没有利益冲突
Sandy Dean	没有利益冲突
Ann Marie Dunk	没有利益冲突

成员	利益冲突的申明
Jennifer Byrnes	没有利益冲突
Keryln Carville（主席）	没有利益冲突
Kerrie Coleman	没有利益冲突
Monique Covey	没有利益冲突
Jenny Davenport	没有利益冲突
Sandy Dean	没有利益冲突
Ann Marie Dunk	没有利益冲突
Jane Edwards	没有利益冲突
Sean Fitzgerald	没有利益冲突
Anne Gardner	没有利益冲突
Susie Goh	没有利益冲突
Emily Haesle	没有利益冲突
Debra Harcourt	没有利益冲突
Diane Hishon	没有利益冲突
Susan Law	没有利益冲突
Judith Manning	没有利益冲突
Bill McGuiness	赞助出席哈特曼论坛
Bernadette McNally	没有利益冲突
Pam Mitchell	由专攻负压伤口治疗施乐辉公司和马其顿公司提供出席论坛的赞助
Pamela Morey	没有利益冲突
Wayne Naylor	没有利益冲突
Tracy Nowicki	没有利益冲突
Katrina Pace	没有利益冲突
Jenny Prentice	没有利益冲突

成员	利益冲突的申明
Rosalind Probert	没有利益冲突
Robyn Rayner	没有利益冲突
Jan Rice	没有利益冲突
Kerri Roberts	没有利益冲突
Emil Schmidt	没有利益冲突
Maria Schollum	没有利益冲突
Carol Tweed	由卫生保健（英国）偿还，阿尔若亨特莱（新西兰）准备和目前的教育有关的伤口护理及包括有价证券的材料， 来自英国和新西兰的赞助，以参加国家和国际的伤口护理和圆桌会议
Sue Templeton	从伤口管理产品的制造商／分销商的赞助： • 参加教育活动 • 准备，并在会议上提供无限制的教育材料； • 为推销的伤口处理材料提供一般性质的社论评论
Michael Woodward	科学咨询委员会成员和Phoenix Eagle顾问，康乐保前援助主持人，3M公司和雀巢公司对于哈特曼澳大利亚主持董事会的老年护理伤口护理的顾问费
Jan Wright	没有利益冲突
Catherine Young	没有利益冲突
Clarissa Young	没有利益冲突
Seok Yee	没有利益冲突

附录 B 排除的文献

附表 2-1 排除的准则和排除文献的原因

	排除原因
1.	没有一个系统的回顾
2.	不是英文
3.	过时的文献（包括新版本）
4.	图书馆无法检索
5.	实验对象主要非 PI 患者
6.	指南目标不明
7.	缺乏充足循证依据

B1 被排除的指南和文献：

American Medical Directors Association. Pressure ulcers in the
long-term care setting. Columbia (MD): American 4
Medical Directors Association (AMDA), 2008

Anthony D, Parboteeah S, Saleh M, Papanikolaou P. Norton,
Waterlow and Braden scores: a review of the literature 1
and a comparison between the scores and clinical judgement.
Journal of Clinical Nursing, 2008, 17(5):646-653

Bates-Jensen B, MacLean C. Quality indicators for the care
of pressure ulcers in vulnerable elders. Journal of the 1
American Geriatric Society. 2007, 55(10)(SUPPL. 2):S409-S416

Bradley M, Cullum N, Sheldon T. The debridement of chronic
wounds: a systematic review. Health Technology 5
Assessment, 1999, 3(17 Part 1): 1-78

Carter M, Tingley-Kelley K, Warriner R. Silver treatments
and silver-impregnated dressings for the healing of leg wounds 5
and ulcers: A systematic review and meta-analysis. J. Am. Acad.
Dermatol, 2010, 63(4):668-679

Chan D, Fong D, Leung J, et al. Maggot debridem
ent therapy in chronic wound care. Hong Kong Medical   5
Journal, 2007, 13(5):382-386

Chen H, Cai D, Shen W,et al. Bibliometric analysis of
pressure ulcer research: 1990-2009. Journal of Wound, Ostomy &   1
Continence Nursing, 2010, 37(6): 627-632

Cuddigan J, Frantz R. Pressure ulcer research: pressure ulcer
treatment. A monograph from the National Pressure Ulcer   1
Advisory Panel. Advances in Wound Care, 1998, 11(6):294-300

Cullum N, Deeks J, Sheldon T, et al. Beds,
mattresses and cushions for pressure sore prevention and   3
treatment. Cochrane Database of Systematic Reviews, 2000,
(2):CD001735

Dealey C. Review: support surfaces, nutritional supplements,
and topical agents help prevent pressure ulcers.   1
Evidence-Based Nursing, 2007, 10 (2): 54

Duimel-Peeters I, Halfens R, Berger M, et al.
The effects of massage as a method to prevent pressure ulcers. A   1
review of the literature. Ostomy Wound Management, 2005,
51 (4): 70-80

Ebright, J. Microbiology of chronic leg and pressure ulcers:
Clinical significance and implications for treatment. Nurs   1
Clin N. Am, 2005, 40:207-216

Ernst E. Ultrasound for cutaneous wound healing
(Structured abstract). Phlebology, 1995, 10(1) : 2-4   1

Fonder M, Lazarus G, Cowan D, et al,
A. Treating the chronic wound: A practical   1
approach to the care of nonhealing wounds and wound
care dressings. Journal of the American Academy of
Dermatology, 2008, 58(2):185-206

Garber S, Rintala D, Hart K, et al. Pressure Ulcer Risk in
Spinal Cord Injury: Predictors of Ulcer Status Over 3 Years.   1
Archives of Physical Medicine and Rehabilitation, 2000, 81:485-471

Garcia Fernandez F, Pancorbo Hidalgo L, Verdu Soriano J, et al. Efficiency of the products for pressure ulcers treatment: a systematic review with meta-analysis. Gerokomos, 2007, 18(1):36-48

Gregor S, Maegele M, Sauerland S, et al. Negative pressure wound therapy: a vacuum of evidence?. Archives of Surgery, 2008, 143(2):189-196   5

Hawkins D, Houreld N, Abrahamse H. Low level laser therapy (LLLT) as an effective therapeutic modality for delayed wound healing. Annals—New York Academy of Science, 2005, 1056:486-493   1

Ho C , Bogie K. The Prevention and Treatment of Pressure Ulcers. Phys. Med. Rehabil. Clin. North Am, 2007, 18(2):235-253   1

Holm B, Mesch L, Ove H. Importance of nutrition for elderly persons with pressure ulcers or a vulnerability for pressure ulcers: a systematic literature review. Australian Journal of Advanced Nursing, 2007, 25(1):77-84   6

International Guidelines. Pressure ulcer prevention: prevalence and incidence in context. A consensus document. London: MEP Ltd, 2009   7

Jan Y, Brienza D. Technology for pressure ulcer prevention. Top. Spinal Cord Inj. Rehabil, 2006, 11(4):30

    4

Joanna Briggs Institute. Pressure ulcers—prevention of pressure related damage. Best Practice, 2008, 12 (2): 1-4

    1

Joanna Briggs Institute. Pressure ulcers—management of pressure related damage. Best Practice, 2008, 12 (3): 1-4

    1

Joanna Briggs Institute. Pressure ulcers -- prevention of pressure related damage. Australian Nursing Journal, 2008, 15 (10): 27-29   1

Jones K. Identifying best practices for pressure ulcer management. J. Clin. Outcomes Manage, 2009, 16(8):375-381   1

Keller B, Wille J, van Ramshorst B et al.
Pressure ulcers in intensive care patients: a review of risks and   1
prevention. Intensive Care Medicine, 2002, 28(10):1379-1388

Kottner J, Wilborn D, Dassen T. Frequency of pressure ulcers
in the paediatric population: a literature review and new   6
empirical data. International Journal of Nursing Studies, 2010,
47(10):1330-1340

Lucas C, Stanborough R, Freeman C, et al. Efficacy of
low-level laser therapy on wound healing in human   5
subjects: A systematic review. Lasers in Medical Science,
2000, 15(2):84-93

Lyder, C. Pressure ulcer prevention and management, Annual
Review of Nursing Research, 2002, 20: 35-61

                1

Mao C, Rivet A, Sidora T et al. Update on pressure
ulcer management and deep tissue injury. Annals of   1
Pharmacotherapy, 2010, 44(2):325-332

Margolis D, Lewis V. A literature assessment of the use of
miscellaneous topical agents, growth factors, and skin   4
equivalents for the treatment of pressure ulcers. Dermatologic
Surgery, 1995, 21(2): 145-148

MeReC Bulletin editors. Evidence-based prescribing of advanced
wound dressings for chronic wounds in primary   1
care. MeReC Bulletin, 2010, 21(1):1-7

McDonald A, Lesage P. Palliative management of pressure
ulcers and malignant wounds in patients with advanced   1
illness. Journal of Palliative Medicine, 2006, 9(2):285-295

Moore Z, Cowman S. Wound cleansing for pressure ulcers.
Cochrane Database of Systematic Reviews.2005, (4):(CD004983)   3

Mortenson W, Miller W, Team S. A review of scales for
assessing the risk of developing a pressure ulcer in individuals   1
with SCI. Spinal Cord, 2008, 46(3):168-175

Orlando P. Pressure ulcer management in the geriatric patient.
Annals of Pharmacotherapy, 1998, 32(11):1221-1227
                                                                                    1

Pancorbo-Hidalgo P, Garcia-Fernandez F, Soldevilla-Agreda
J, et al. Pressure ulcers risk assessment: 2
clinical practice in Spain and a meta-analysis of scales
effectiveness (Provisional abstract) Gerokomos, 2008, 19(2):
84-98

Pham B, Teague L, Mahoney J, et al.   1
Support surfaces for intraoperative prevention of pressure
ulcers in patients undergoing surgery: A cost-effectiveness
analysis. Surgery, 2011(7), 122-132

Reddy M. Pressure Ulcers. Clinical Evidence, 2011,(4): 1901
                                                                                    5

Regan M, Teasell R, Wolfe D, Keast D, Mortenson W, Aubut
J. Spinal Cord Injury Rehabilitation Evidence Research   4
Team. A systematic review of therapeutic interventions
for pressure ulcers after spinal cord injury. Archives of Physical
Medicine & Rehabilitation, 2009; 90(2), 213-231

Shahin E, Dassen T, Halfens R. Pressure ulcer prevalence
and incidence in intensive care patients: a literature review.   6
Nursing in Critical Care, 2008, 13 (2): 71-79

Shahin ES, Dassen T, Halfens RJ. Pressure ulcer
prevention in intensive care patients: guidelines and practice. J Eval   7
Clin Pract, 2009, 15(2):370-374

Stausberg J, Kiefer E. Classification of pressure ulcers:
a systematic literature review. Studies in Health Technology &   1
Informatics, 2009, 146:511-515

Stotts NA. Risk of pressure ulcer development in surgical patients:
a review of the literature. Advances in Wound Care   1
1999, 12(3):127-136

Strazzieri K, Melchiades E, de Campos F, et al. Support surfaces for prevention and treatment of pressure ulcers: a systematic review of the literature. World Council of Enterostomal Therapists Journal, 2007, 27 (3):35   1

Sung Y, Park K.Factors affecting the healing of pressure ulcers in a Korean acute care hospital. Journal of Wound Ostomy & Continence Nursing, 2011, 38 (1): 38-45   1

Thackham J, McElwain D, Long R. The use of hyperbaric oxygen therapy to treat chronic wounds: A review. Wound Repair and Regeneration, 2008, 16(3):321-330   1

Thomas D. Are all pressure ulcers avoidable? . Journal of the American Medical Directors Association, 2001, 2(6):297-301   1

Thomas D. Prevention and treatment of pressure ulcers. J. Am. Med. Dir. Assoc., 2006, 7(1):46-59   1

Valls L, Altisen M, Poblador R, et al. Sugar paste for treatment of decubital ulcers. J. Pharm. Technol, 1996, 12(6):289-290   4

Van Herck P, Sermeus W, Jylha V, et al. Using hospital administrative data to evaluate the knowledge-to-action gap in pressure ulcer preventive care. Journal of Evaluation in Clinical Practice, 2009, 15(2):375-382   6

Walker Sewill D, Van Sell S, Kindred C. Pressure ulcer prevention: utilizing unlicensed assistive personnel. Critical Care Nursing Quarterly, 2010, 33(4):348-355   1

Wallace M. Review: Alternative-foam mattresses and some operating-table overlays reduce pressure ulcers more than standard surfaces. Evidence-Based Nursing, 2009, 12(3):81   1

Zanca J, Brienza D, Ammer M, et al. Acknowledged funding sources in pressure ulcer literature: A systematic review. Adv Skin Wound Care, 2005, 18(2):84-91   6

附录 C　主要的检索策略

系统文献回顾和实践指南的检索策略

1. exp "Review" / or exp Guideline/ or exp Practice Guideline/
2. (medline or medlars or embase or pubmed).tw, sh, ab.
3. (scisearch or psychlit or psyclit).ti, ab, sh.
4. cinahl.ti, ab, sh.
5. ((hand adj2 search$) or (manual$ adj search$)).tw.
6. ((electronic adj database$) or (bibliographic adj database$)).tw.
7. ((pooled adj analys$) or pooling).tw.
8. (peto or dersimonian or (fixed adj effect) or mantel haenszel).tw.
9. (psycinfo or psychinfo).ti, ab, sh.
10. exp meta analysis/
11. meta analys$.tw, sh.
12. (systematic$ adj5 review$).tw, sh.
13. (quantitativ$ adj5 review$).tw, sh.
14. (methodologic$ adj5 review$).tw, sh.
15. (quantitativ$ adj5 synthesi$).tw, sh.
16. 10 or 11 or 12 or 13 or 14 or 15
17. 2 or 3 or 4 or 5 or 6 or 7 or 8 or 9
18. 1 and 17
19. pressure ulcer.mp. or decubitus ulcer.mp or exp Pressure Ulcer/
20. pressure injury.mp.
21. 19 or 20
22. 16 or 18
23. 19 or 20
24. 22 and 23
25. 将第 24 条限定为（English language and humans）

附录 D　批判性评价和研究质量

　　所有的研究由两名检阅者严格地评价。第三审阅者评价所有文件，以确保审阅者之间的评论一致性。评论之间相互讨论，直到达成共识，并在评估中解决差异。

　　决定性的评估工具由苏格兰校际指引网络开发（SIGN）（www.sign.ac.uk/methodology/checklists.html），被用来评价研究表。附表 4-1 概述了包括研究的关键考核分数。附表 4-2 概述的类型，包括在每一个研究的证据的数量和质量。

附表 4-1　包括研究在内的批判性评价

	聚焦审查问题	审查方法的说明	严谨的文献检索	批判性评价	适当集中	利益冲突和资金报告
++ 全面包含 + 适当处理 - 不佳或没有解决 / 不报 N/A 不适用						
Akbari 等，2006[125]	++	++	++	++	++	++
Aziz 等，2010 [122]	++	++	++	++	++	++
Bouza 等，2005 [107]	++	++	+	+	++	+
Bradley 等，1999 [108]	+	++	++	++	++	++
Cullum 等，2001 [53]	++	++	++	++	++	++
de Laat 等，2005 [62]	+	+	+	-	-	+
Gardner 等，1999 [118]	++	+	+	+	++	+
Gelis 等，2009 [26, 27]	++	+	+	+	++	++
Girouard 等 2008 [69]	++	++	++	+	++	-
Gorecki 等，2009 [15]	++	++	++	++	++	++
Gorecki 等，2011 [70]	++	++	++	+	++	++
Gray，2003 [86]	++	-	++	+	++	-
Gray 等，2006 [84]	++	-	+	-	N/A	-

	聚焦审查问题	审查方法的说明	严谨的文献检索	批判性评价	适当集中	利益冲突和资金报告
Heyneman 等，2008 [109]	+	++	++	+	++	+
Jull 等，2008 [94]	++	++	++	++	++	++
Junkin 和 Gray, 2009 [56]	++	+	+	−	+	++
Kottner 等，2009 [36]	+	++	++	+	+	++
Kottner 等，2009 [66]	++	++	++	++	++	−
Kottner 等，2011 [34]	++	++	+	++	++	++
Krapfl 和 Gray，2008 [59]	++	++	++	+	++	−
Langer 等，2003 [38]	++	++	++	+	−	++
Legood 和 McInnes, 2005 [129]	++	++	++	+	+	++
McGaughey 等，2009 [120]	++	++	+	++	+	−
McInnes 等，2010 [43]	++	++	++	++	++	++
Michael 等 2007 [60]	+	++	++	+	−	++
Moore 和 Cowman, 2009 [87]	++	++	++	N/A	N/A	++
Moore 和 Cowman, 2008 [35]	++	++	++	++	N/A	++
Moore 和 Cowman, 2008 [91]	++	++	++	++	++	+
Pancorbo-Hidalgo 等，2006 [33]	++	+	++	++	++	+
Pieper 等，2009 [72]	+	−	−	−	+	+
Reddy 等，2008 [82]	++	++	++	++	++	++
Reddy 等，2006 [39]	+	++	+	++	+	++
Reenalda 等，2009 [42]	++	++	+	++	++	−
Soban 等，2011 [126]	+	++	++	++	−	+
Stratton 等，2005 [40]	++	++	++	+	++	+
Ubbink 等，20081 [12]	++	++	++	++	++	−
Van den Boogaard 等，20081 [15]	++	+	+	++	+	−

van Lis 等，2009 [61]	+	+	−	−	++	+
Vermeulen 等，2010 [92]	++	++	+	++	++	++
Vikatmaa 等，2008 [113]	+	++	++	+	+	++
Xie 等，2010 [11]	++	++	++	+	−	++

附表 4-2　研究内的研究质量

	主要临床课目	包括的文件类型	包括的论文数量	评论中的研究质量
Akbari 等，2006 [125]	治疗性超声	随机对照试验	3	1 好 2 低
Ankrom 等，2005 [67]	压力性损伤分期	共识和描述	94	不清楚
Aziz 等，2010 [122]	电磁疗法	随机对照试验	2	低
Bouza 等，2005 [107]	伤口护理： 外用制剂及敷料	随机对照试验	21	低到中等
Bradley 等，1999 [108]	伤口护理： 外用制剂及敷料	随机对照试验	28	低
Cullum 等，2001 [53]	电疗法	随机对照试验	3	低到中等
de Laat 等，2005 [62]	疼痛， 伤口渗出液	随机对照试验， 横断面研究和 描述	13	不清楚
Gardner 等，1999 [118]	电刺激	随机对照试验， 非随机对照试验， 并描述	28	不清楚
Gelis 等，2009 [26, 27]	风险因素	队列和横断面	12	低到好
Girouard 等2008 [69]	疼痛评估	横断面和描述	26	不清楚
Gorecki 等，2009 [15]	社区生活质量	现象学的研究和跨越设计	31	推荐定性 差的定量
Gorecki 等，2011 [70]	疼痛	定性和定量	6 定性 4 定量	不清楚
Gray 和Whitney，2003 [85]	营养	随机对照试验	2	低
Gray，2003 [83]	营养	无	0	不可用
Gray，2003 [86]	营养	随机对照试验	2	不清楚
Gray 等，2006 [84]	高压氧治疗	随机对照试验	1	低

	主要临床课目	包括的文件类型	包括的论文数量	评论中的研究质量
Heyneman 等，2008 [109]	伤口护理：胶体敷料	随机对照试验	29	低到中等
Jull 等，2008 [94]	伤口护理：蜂蜜	随机对照试验	1	低
Junkin 和 Gray，2009 [56]	支撑面	随机对照试验和队列	4 随机对照试验 1 队列研究	不清楚
Kottner 等，2009 [36]	风险评估	有效性和可靠性研究	8	3 质量好 5 低到中等质量
Kottner 等，2009 [66]	圆周率分类尺度	有效性和可靠性研究	10	中等至良好
Kottner 等，2011 [34]	风险评估	有效性和可靠性研究	15	中等
Krapfl 和 Gray，2008 [59]	复位	系统回顾和随机对照试验	2 研究 3 随机对照试验	不清楚
Langer 等，2003 [38]	营养	随机对照试验	8	低到中等
Legood 和 McInnes，2005 [129]	成本效益	随机对照试验	3 经济评估	不清楚
McGaughey 等，2009 [120]	磷脂酰乙基胺甲基转移酶	随机对照试验	4	1 好 3 低
McInnes 等，2010 [43]	支撑面	随机对照试验	52	主要是低到中等
Michael 等，2007 [60]	座位	随机对照试验和非随机试验	19	主要是低
Moore 和 Cowman，2009 [87]	支撑面	随机对照试验和压力再分配的表面	0	不可用
Moore 和 Cowman，2008 [35]	风险评估	随机对照试验	1	低
Moore 和 Cowman，2008 [91]	清洗伤口	随机对照试验	3	低
Pancorbo-Hidalgo 等人，2006 [33]	风险评估	有效性和可靠性研究	33	范围从低到高
Pieper 等人，2009 [72]	疼痛	主要描述	15	不清楚
Reddy 等人，2008 [82]	支撑面，伤口护理，辅助疗法	随机对照试验	103	主要是低到中等
Reddy 等人，2006 [39]	预防干预措施	随机对照试验	59	主要是低到中等
Reenalda 等，2009 [42]	界面压力	随机对照试验，临床对照试验	7	好到中等
Soban 等，2011 [126]	初始质量指标	前／后设计	39	好到中等

	主要临床课目	包括的文件类型	包括的论文数量	评论中的研究质量
Stratton 等，2005 [40]	营养	随机对照试验，对照临床试验，队列试验	8 随机对照试验 7 附加试验	低
Ubbink 等，2008 [112]	创伤负压治疗技术	随机对照试验	2	低到中等
van den Boogaard 等，2008 [115]	创伤负压治疗技术	随机对照试验	3	低到中等
由李氏 等，2009 [61]	估价	队列试验	22（或以上）	不清楚
Vermeulen 等，2008 [113]	创伤负压治疗技术	随机对照试验	2	低到中等
Xie 等，2010 [114]	创伤负压治疗技术	随机对照试验	3	低到中等

附录 E　经验证的评估量表

TableE. Validated assessment tools	
Nutritional screening tools	
Acutecaresettings [37]	Mini Nutritional Assessment-Short Form (MNA-SF) (for older adults) Malnutrition Universal Screening Tool (MUST) Simplified Nutritional Appetite Questionnaire (SNAQ) Malnutrition Screening Tool Nutritional Risk Screening
Residentialcare [37]	MNA-SF (for older adults) MUST SNAQ Simple Nutrition Screening Tool
Rehabilitationsettings [37]	MNA-SF Rapid Screen
Communitysettings [37]	MNA-SF (for older adults) MUST SNAQ Seniors in the Community: Risk Evaluationfor Eating and Nutrition Short Nutritional Appetite Questionnaire
Nutritional assessment tools	
Acute care settings [37]	MNA-SF (for older adults) Subjective Global Assessment (SGA) Patient Generated Subjective Global Assessment
Residential care [37]	SGA Mini Nutritional Assessment (MNA)
Rehabilitation settings [37]	SGA MNA
Community settings [37]	SGA MNA
Pressure injury risk assessment scales	
Adult populations [33]	Braden Scale for Predicting Pressure Sore Risk(Braden Scale) Norton Scale Waterlow Score
Intensive care unit	Glasgow Scale Cubbin and Jackson Scale
Paediatric populations [34]	Neonatal Skin Risk Assessment Scale for Predicting Skin Break down(NSRAS) Braden Q Burn Pressure Ulcer Skin Risk Assessment Scale(BPUSRAS) Starkid Skin Scale Glamorgan Scale

Pressure injury healing assessment scales	
All populations [4,61]	Pressure Ulcer Scale for Healing (PUSH) Bates-Jensen Wound Assessment Tool (BWAT) Sessing Scale
Pain assessment tools	
Adults with PI [4,62,69]	Visual analogue scale (VAS) Wong-Baker FACES Pain Rating Scale (FRS) McGill Pain Questionnaire (MPQ)
Paediatric populations [4,72]	0 to 10 pain rating scale Wong-Baker FRS Face, Legs, Activity, Cry, Consolability (FLACC) scale Revised-FLACC Crying; Requires O2 for Saturation > 95%; Increasing vital signs; Expression; Sleepless (CRIES) scale
Cognitively impaired adults [141]	MPQ Assessment of Discomfort in Dementia (ADD) protocol Abbey Pain Scale Pain Assessment Checklist for Seniors with Limited Ability to Communicate Proxy Pain Questionnaire Pain Assessment in Advanced Dementia

附录 F　Braden 量表

BRADEN SCALE FOR PREDICTING PRESSURE SORE RISK

Patient's Name _____　Evaluator's Name _____　Date of Assessment _____

SENSORY PERCEPTION ability to respond meaning-fully to pressure-related discomfort	**1. Completely Limited** Unresponsive (does not moan, flinch, or grasp) to painful stimuli; due to diminished level of con-sciousness or sedation. OR limited ability to feel pain over most of body	**2. Very Limited** Responds only to painful stimuli. Cannot communicate discomfort except by moaning or restlessness OR has a sensory impairment which limits the ability to feel pain or discomfort over ½ of body	**3. Slightly Limited** Responds to verbal com-mands, but cannot always communicate discomfort or the need to be turned. OR has some sensory impairment which limits ability to feel pain or discomfort in 1 or 2 extremities	**4. No Impairment** Responds to verbal commands. Has no sensory deficit which would limit ability to feel or voice pain or discomfort
MOISTURE degree to which skin is exposed to moisture	**1. Constantly Moist** Skin is kept moist almost constantly by perspiration, urine, etc. Dampness is detected every time patient is moved or turned.	**2. Very Moist** Skin is often, but not always moist. Linen must be changed at least once a shift	**3. Occasionally Moist:** Skin is occasionally moist, requiring an extra linen change approximately once a day	**4. Rarely Moist** Skin is usually dry, linen only requires changing at routine intervals
ACTIVITY degree of physical activity	**1. Bedfast** Confined to bed.	**2. Chairfast** Ability to walk severely limited or non-existent. Cannot bear own weight and/or must be assisted into chair or wheelchair	**3. Walks Occasionally** Walks occasionally during day, but for very short distances, with or without assistance. Spends majority of each shift in bed or chair	**4. Walks Frequently** Walks outside room at least twice a day and inside room at least once every two hours during waking hours
MOBILITY ability to change and control body position	**1. Completely Immobile** Does not make even slight changes in body or extremity position without assistance	**2. Very Limited** Makes occasional slight changes in body or extremity position but unable to make frequent or significant changes independently	**3. Slightly Limited** Makes frequent though slight changes in body or extremity position independently	**4. No Limitation** Makes major and frequent changes in position without assistance
NUTRITION <u>usual</u> food intake pattern	**1. Very Poor** Never eats a complete meal. Rarely eats more than ⅓ of any food offered. Eats 2 servings or less of protein (meat or dairy products) per day. Takes fluids poorly. Does not take a liquid dietary supplement OR is NPO and/or maintained on clear liquids or IV's for more than 5 days.	**2. Probably Inadequate** Rarely eats a complete meal and generally eats only about ½ of any food offered. Protein intake includes only 3 servings of meat or dairy products per day. Occasionally will take a dietary supplement. OR receives less than optimum amount of liquid diet or tube feeding	**3. Adequate** Eats over half of most meals. Eats a total of 4 servings of protein (meat, dairy products) per day. Occasionally will refuse a meal, but will usually take a supplement when offered OR is on a tube feeding or TPN regimen which probably meets most of nutritional needs	**4. Excellent** Eats most of every meal. Never refuses a meal. Usually eats a total of 4 or more servings of meat and dairy products. Occasionally eats between meals. Does not require supplementation
FRICTION & SHEAR	**1. Problem** Requires moderate to maximum assistance in moving. Complete lifting without sliding against sheets is impossible. Frequently slides down in bed or chair, requiring frequent repositioning with maximum assistance. Spasticity, contractures or agitation leads to almost constant friction	**2. Potential Problem** Moves feebly or requires minimum assistance. During a move skin probably slides to some extent against sheets, chair, restraints or other devices. Maintains relatively good position in chair or bed most of the time but occasionally slides down	**3. No Apparent Problem** Moves in bed and in chair independently and has sufficient muscle strength to lift up completely during move. Maintains good position in bed or chair	
				Total Score _____

泛太平洋地区压力性损伤的防治临床实践指南

附录 G　Norton 量表

The Norton Scale

NOTE: Scores of 14 or less rate the patient as "at risk"

	Physical Condition	Mental Condition	Activity	Mobility	Incontinence	Total Score
	Good 4 Fair 3 Poor 2 Bad 1	Alert 4 Apathetic 3 Confused 2 Stupor 1	Ambulant 4 Walk/help 3 Chairbound 2 Bedridden 1	Full 4 Slightly Limited 3 Very Limited 2 Immobile 1	Not 4 Occasional 3 Usually-urine 2 Doubly 1	
Name:　date:						
Name:　date:						
Name:　date:						
Name:　date:						
Name:　date:						
Name:　date:						
Name:　date:						
Name:　date:						
Name:　date:						
Name:　date:						

Source: Doreen Norton, Rhoda McLaren, and A.N.Exton–Smith. An Investigation of Geriatric Nursing Problems in the Hospital. London. National Corporation for the Care of old People (now the Centre for Policy on Ageing): 1962.
Adapted with permission of the Publisher.
Reproduced with permission

附录 H Waterlow 量表

WATERLOW PRESSURE ULCER PREVENTION/TREATMENT POLICY
RING SCORES IN TABLE, ADD TOTAL. MORE THAN 1 SCORE/CATEGORY CAN BE USED

BUILD/WEIGHT FOR HEIGHT	◆	SKIN TYPE VISUAL RISK AREAS	◆	SEX AGE	◆	MALNUTRITION SCREENING TOOL (MST) (Nutrition Vol.15, No.6 1999-Australia)	◆
AVERAGE BMI=20-24.9	0	HEALTHY	0	MALE	1	A-HAS PATIENT LOST WEIGHT RECENTLY		B-WEIGHT LOSS SCORE
ABOVE AVERAGE BMI=25-29.9	1	TISSUE PAPER	1	FEMALE	2	YES – GO TO B		0.5-5 kg =1
		DRY	1	14-49	1	NO – GO TO C		5-15 kg =2
OBESE BMI > 30	2	OEDEMATOUS	1	50-64	2	UNSURE – GO TO C AND SCORE 2		10-15 kg =3
		CLAMMY, PYREXIA	1	65-74	3			>15 kg =4
BELOW AVERAGE BMI < 20	3	DISCOLOURED GRADE 1	2	75-80	4			Unsure =2
BMI=Wt(kg)/Ht(m)²		BROKEN/SPOTS GRADE 2-4	3	81+	5	C- PATIENT EATING POORLY OR LACK OF APPETITE 'NO' =0 'YES' SCORE=1		NUTRITION SCORE If > 2 refer for nutrition assessment/intervention

CONTINENCE	◆	MOBILITY	◆	SPECIAL RISKS		
COMPLETE/ CATHETERISED	0	FULLY	0	TISSUE MALNUTRITION	◆	
URINE INCONT.	1	RESTLESS/ FIDGETY	1	TERMINAL CACHEXIA	8	
FAECAL INCONT.	2	APATHETIC	2	MULTIPLE ORGAN FAILURE	8	
URINARY + FAECAL INCONTINENCE	3	RESTRICTED	3	SINGLE ORGAN FAILURE (RESP, RENAL, CARDIAC,)	5	
		BEDBOUND e.g. TRACTION	4	PERIPHERAL VASCULAR DISEASE	5	
		CHAIRBOUND e.g. WHEELCHAIR	5	ANAEMIA (Hb < 8)	2	
				SMOKING	1	

NEUROLOGICAL DEFICIT	◆
DIABETES, MS, CVA	4-5
MOTOR/SENSORY	4-6
PARAPLEGIA (MAX OF 6)	4-6
MAJOR SURGERY or TRAUMA	
ORTHOPAEDIC/SPINAL	5
ON TABLE > 2 HR#	5
ON TABLE > 6 HR#	8

MEDICATION- CYTOTOXICS LONG TERM/HIGH DOSE STEROIDS ANTI-INFLAMMATORY MAX OF 4

SCORE
10 + AT RISK
15 + HIGH RISK
20 + VERY HIGH RISK

Scores can be discounted after 48 hours provided patient is recovering normally

© J Waterlow 1985 Revised 2005

* The 2005 ravision incorporates the research undertaken by Queensland Heath
Reproduced with permission of Judy Waterlow MBE SRN RCNT

泛太平洋地区压力性损伤的防治临床实践指南

附录 I Braden Q 量表

BRADEN Q SCALE

Intensity and Duration of Pressure

	1	2	3	4	Score
Mobility – Ability to change & control body position	**1. Completely Immobile** Does not make even slight changes in body or extremity position without assistance	**2. Very Limited** Makes occasional slight changes in body or extremity position but unable to completely turn self independently	**3. Slightly Limited** Makes frequent though slight changes in body or extremity position independently	**4. No Limitation** Makes major and frequent changes in position without assistance	
Activity – The degree of physical activity	**1. Bedfast** Confined to bed	**2. Chair Fast** Ability to walk severely limited or non-existent. Cannot bear own weight &/or must be assisted into chair	**3. Walks Occasionally** Walks occasionally during day but for very short distances with or without assistance. Spends majority of each shift in bed or chair	**4. All patients too young to ambulate OR walks frequently** Walks outside the room at least twice daily and inside room at least once every 2 hours during waking hours	
Sensory Perception – The ability to respond in a developmentally appropriate way to pressure related discomfort	**1. Completely Limited** Unresponsive to painful stimuli due to diminished level of consciousness or sedation OR limited ability to feel pain over most of body surface	**2. Very Limited** Responds only to painful stimuli. Cannot communicate discomfort except by moaning or restlessness OR has sensory impairment which limits the ability to feel pain or discomfort over half of body	**3. Slightly Limited** Responds to verbal commands but cannot always communicate discomfort or need to be turned OR has sensory impairment which limits the ability to feel pain or discomfort in 1 or 2 extremities	**4. No Impairment** Responds to verbal commands. Has no sensory deficit, which limits ability to feel or communicate pain or discomfort	

Tolerance of the Skin and Supporting Structure

	1	2	3	4	Score
Moisture – Degree to which skin is exposed to moisture	**1. Constantly Moist** Skin is kept moist almost constantly by perspiration, urine, drainage, etc. Dampness is detected every time patient is moved or turned	**2. Very Moist** Skin is often, but not always moist. Linen must be changed at least every 8 hours	**3. Occasionally Moist** Skin is occasionally moist, requiring linen change every 12 hours	**4. Rarely Moist** Skin is usually dry, routine nappy changes, linen only requires changing every 24 hours.	
Friction – Shear *Friction* – occurs when skin moves against support surfaces. *Shear* – occurs when skin and adjacent bony surface slide across one another.	**1. Significant Problem** Spasticity, contracture, itching or agitation leads to almost constant thrashing and friction	**2. Problem** Requires moderate to maximum assistance in moving. Complete lifting without sliding against sheets is impossible. Frequently slides down in bed or chair, requiring frequent repositioning with maximum assistance.	**3. Potential Problem** Moves feebly or requires minimum assistance. During a move skin probably slides to some extent against sheets, chair, restraints, or other devices. Maintains relative good position in chair or bed most of the time but occasionally slides down.	**4. No Apparent Problem** Able to completely lift patient during a position change. Moves in bed and chair independently and has sufficient muscle strength to lift up completely during move. Maintains good position in bed or chair at all times.	
Nutrition	**1. Very Poor** NBM &/or maintained on clear fluids, or IV's for more than 5 days OR albumin < 25mg/l	**2. Inadequate** Is on liquid diet or tube feedings/TPN which provide inadequate calories and minerals for age OR albumin < 30mg/l	**3. Adequate** Is on tube feedings or TPN which provide adequate calories and minerals for age	**4. Excellent** Is on a normal diet providing adequate calories for age. Does not require supplementation	
Tissue Perfusion and Oxygenation	**1. Extremely Compromised** Hypotensive (MAP < 50mmHg; < 40mmHg newborn) OR the patient does not physiologically tolerate position changes	**2. Compromised** Normotensive; Oxygen saturation may be < 95% OR haemoglobin may be < 100mg/l OR capillary refill may be > 2 seconds; Serum pH is < 7.40	**3. Adequate** Normotensive; Oxygen saturation may be < 95% OR haemoglobin may be < 100mg/l OR capillary refill may be > 2 seconds; Serum pH is normal	**4. Excellent** Normotensive; Oxygen saturation >95%; normal haemoglobin; & capillary refill < 2 seconds	

Patient 'At Risk' / Mild Risk	'Moderate Risk'	'High Risk'	'Very High Risk'
16 - 23	13 – 15	10 - 12	9 or below

Reproduced with permission

参考文献

[1]   Australian Wound Management Association Inc. Clinical Practice Guidelines for the Prediction and Prevention of Pressur Ulcers. West Leederville: Cambridge Publishing,2001

[2]   Australian Wound Management Association Inc. Standards for wound management. 2nd. AWMA,2010

[3]   Australian Wound Management Association Inc. Position Document of the Australian Wound Management Association: Bacterial impact on wound healing: From contamination to infection. AWMA,2011

[4]   National Pressure Ulcer Advisory Panel (NPUAP) and European Pressure Ulcer Advisory Panel (EPUAP). Prevention and Treatment of Pressure Ulcers: Clinical Practice Guideline. Washington DC: NPUAP.2009

[5]   The Trans Tasman Dietetic Wound Care Group. Evidence based practice guidelines for the nutritional management of adults with pressure injuries. 2011. [http://daa.asn.au/wp-content/uploads/2011/09/Trans-Tasman-Dietetic-Wound-Care-Group-Pressure-Injury-Guidelines-2011.pdf]

[6]   Wound Ostomy and Continence Nurses Society (WOCNS).Guideline for Prevention and Management of Pressure Ulcers. Mount Laurel (NJ): WOCNS, 2010

[7]   Reger S, Ranganathan V, Orsted H, et al. L MacGregor, Editor. Shear and friction in context, in Pressure Ulcer Prevention: pressure, shear, friction and microclimate in context. London: Wounds International,2010

[8]   Merlin T, Weston A,Tooher R,et al.NHMRC levels of evidence and grades for recommendations for developers of guidelines. Canberra:NHMRC, 2009

[9]   Victorian Quality Council. The Pressure Ulcer Point Prevalence Survey (PUPPS) Report 2003. Melbourne: Victorian Quality Council, 2003

[10]   Prentice J,Stacey M. Pressure ulcers: the case for improving prevention and management in Australian health care settings. Primary Intention, 2001,9: 111-120

[11]   Prentice J, Stacey M. European Wound Management Association. Journal Evaluating Australian clinical practice guidelines for pressure ulcer prevention. 2002,2(2): 11-15

[12]   Prentice J. An Evaluation of Clinical Practice Guidelines for the Prediction and Prevention of Pressure Ulcers, in School of Surgery and Pathology, Faculty of Medicine, Dentistry and Health Science. The University of Western Australia: Perth. 2007, 331

[13]   Australian Government Department of Health and Ageing (DOHA). Clinical IT in aged care product trial. Trails of a system for prevention and management of pressure ulcers. Canberra: DOHA, 2006 [http://www.health.gov.au/internet/main/publishing.nsf/content/AB2946CC847A1D16CA2573B5007ACD9 C/$File/PRIME%20Product.pdf]

[14]   Graves N,Birrell F,Whitby M. Modeling the economic losses from pressure ulcers among hospitalised Australians. Wound Repair & Regeneration, 2005,13(5): 462-467

[15]   Gorecki C , Brown J, Nelson E, European Quality of Life Pressure Ulcer Project group,et al. Impact of pressure ulcers on quality of life in older patients: a systematic review. Journal of the American Geriatrics Society, 2009,57(7):1175-1183

[16]   Mucous Membrane Task Force National Pressure Ulcer Advisory Panel (NPUAP). Mucosal Pressure Ulcers: An NPUAP Position Statement.NPUAP,2011

[17]   Queensland Health.Pressure Ulcer Prevention and Management Resource Guideline 2009 .Queensland: Queensland Health, 2008 . [http://www.health.qld.gov.au/patientsafety]

[18]   Whitney J, Phillips L,Aslam R, et al. Guidelines for the treatment of pressure ulcers. Wound Rep Reg, 2006, 14: 663-679

[19]   Institute for Clinical Systems Improvement (ICSI).Pressure ulcer prevention and treatment. Bloomington (MN):Health Care Protocol, 2010

[20]   Registered Nurses' Association of Ontario (RNAO). Assessment and management of stage I to IV pressure ulcers. Toronto:Ontario RNAO, 2007

[21]   Stechmiller J,Cowan L, Whitney J, et al. Guidelines for the prevention of pressure ulcers. Wound Rep Reg, 2008, 16(2): 151-168

[22]   Stockton L, Gebhardt K,Clark M. Seating and pressure ulcers: Clinical practice guidelines. J Tissue Viability, 2009, 18: 98-108

[23]   Pace K,Little B, Styles M,et al. Dietetic Interventions in the Management of Adults with Pressure Ulcers. Wellington: New Zealand Dietetic Association,2007

[24]   Braden B,Bergstrom N. A conceptual scheme for the study of the etiology of pressure sores. Rehabilitation Nursing, 1987,12: 8-16

[25]   World Union of Wound Healing Societies. Principles of best practice: minimising pain at wound dressing-related procedures. A consensus document. London: MEP Ltd , 2004

[26]   Gelis A,Dupeyron A, Legros P,et al. Pressure ulcer risk factors in persons with SCI: Part I: Acute and rehabilitation stages. Spinal Cord, 2009,47(2):99-107

[27]   Gelis A,Dupeyron A,Legros P,et al. Pressure ulcer risk factors in persons with spinal cord injury part 2: the chronic stage. Spinal Cord, 2009, 47(9): 651-661

[28]   Australian Commission on Safety and Quality in Health Care (ACSQHC).National Safety and Quality Health Service Standards. Sydney: ACSQHC,2011

[29]   Australian Wound Management Association Inc (AWMA) and New Zealand Wound Care Society Inc (NZWCS).Australia and New Zealand Clinical Practice Guideline for Prevention and Management of Venous Leg Ulcers. Australia: AWMA,2011

[30]   Braden B,Bergstrom N. Braden Scale for Predicting Pressure Sore Risk. 1988. [http://www2.kumc.edu/coa/ Education/GeriatricSkillsFair/Station4/BradenInstructionSheet.pdf]

[31]   Doreen Norton D,McLaren R,Exton-Smith A. An Investigation of Geriatric Nursing Problems in the Hospital. London: National Corporation for the Care of Old People (now the Centre for Policy on Ageing),1962. [http://www.leika.ca/ filesNVIAdmin/571.pdf]

[32]   Waterlow J. Waterlow Score Card. 1985, revised 2005.[Available from: http://www.judy-waterlow. co.uk/ downloads/Waterlow%20Score%20Card-front.pdf]

[33]   Pancorbo-Hidalgo P, Garcia-Fernandez F, Lopez-Medina I,et al. Risk assessment scales for pressure ulcer prevention: a systematic review. Journal of Advanced Nursing, 2006,54(1): 94-110

[34]   Kottner J, Hauss A, Schluer A,et al. Validation and clinical impact of paediatric pressure ulcer risk assessment scales: A systematic review. International Journal of Nursing Studies, 2011

[35]   Moore Z,Cowman S. Risk assessment tools for the prevention of pressure ulcers. Cochrane Database of Systematic Reviews, 2008:3(CD006471)

[36]   Kottner J,Dassen T, Tannen A. Inter- and intrarater reliability of the Waterlow pressure sore risk scale: a systematic review. International Journal of Nursing Studies, 2009,6(3): 369-379

[37]   Watterson C,Fraser A,Banks M et al. DAA Evidence Based Practice Guidelines for the Nutritional Management of Malnutrition in Adult Patients across the Continuum of Care. Nutrition and Dietetics, 2009,66(3):S1-S34

[38]   Langer G,Schloemer G, Knerr A,et al.Nutritional interventions for preventing and treating pressure ulcers. Cochrane Database of Systematic Reviews, 2003: 4(CD003216)

[39]   Reddy M,Gill S,Rochon P. Preventing pressure ulcers: a systematic review. JAMA, 2006,296(8): 974-984

［40］ Stratton R, Ek A, Engfer M,et al. Enteral nutritional support in prevention and treatment of pressure ulcers: a systematic review and meta-analysis. Ageing Research Reviews, 2005,4(3): 422-450

［41］ Trans Tasman Dietetic Wound Care Group.Evidence Based Practice Guidelines for the Dietetic Management of Adults with Pressure Injuries. 2011(1). [www.ttdwcg.org]

［42］ Reenalda J, Jannink M,Nederhand M,et al. Clinical use of interface pressure to predict pressure ulcer development: a systematic review. Assistive Technology, 2009,21(2): 76-85

［43］ McInnes E, Jammali-Blasi A, Bell-Syer S,et al. Support surfaces for pressure ulcer prevention. Cochrane Database of Systematic Reviews, 2011:4(CD001735)

［44］ Wounds International, International Review. Pressure Ulcer Prevention: Pressure, Shear, Friction and Microclimate in Context. London: Wounds International ,2010

［45］ Dean S,Young C. Pressure reduction foam mattress replacements Part 1 :What are you buying ? The Product. in 5th National Australian Wound Management Asssociation Conference,2004. [Available from: http://www. health.qld.gov.au/ patientsafety/documents/whatis.pdf]

［46］ Committee PL/36 on Flexible Polyurethane. Australian Standard® AS2281-1993 Flexible cellular polyurethane for seat cushioning and bedding. Homebush: Standards Australia,1993

［47］ British Standard, Hospital bedding - Part 2: Combustion modified, flexible polyurethane, general purpose foam mattress cores- specification, 1999,BS 5223-2

［48］ Brienza D,Geyer M. Understanding Support Surface Technologies. Advances in Skin & Wound Care, 2000,13(5): 237-243

［49］ Thomas S. Surgical Dressings and Wound Management. Great Britain: Medetec Publications,2010

［50］ Rithalia S,Kenny L. Review Hospital bed mattresses: an overview of technical aspects. Journal of Medical Engineering & Technology, 2003, 24(1): 32-39

［51］ Clubb M. Water vapour permeable materials for mattress coverings. Journal of Tissue Viability, 1998,8(1): 12-14

［52］ Rithalia S. Pressure sores: which foam mattress and why? Journal of Tissue Viability, 1996, 6(11): 115-119

［53］ Cullum N, Nelson E, Flemming, K,et al. Systematic reviews of wound care management: (5) beds; (6) compression; (7) laser therapy, therapeutic ultrasound, electrotherapy and electromagnetic therapy. Winchester:Health Technology Assessment, 2001. 5(9): 1-221

［54］ Cullum N, Deeks J, Sheldon T, et al.Beds, mattresses and cushions for pressure sore prevention and treatment. Cochrane Database of Systematic Reviews, 2000: 2(CD001735)

［55］ CSIRO Division of Wool Technology Leather Research Centre.Australian Medical Sheepskin. Melbourne: CSIRO,1997. [http://www.csiro.au/files/files/p8u0.pdf]

［56］ Junkin J,Gray M. Are pressure redistribution surfaces or heel protection devices effective for preventing heel pressure ulcers? .Journal of Wound, Ostomy and Continence Nursing, 2009, 36(6): 602-608

［57］ Tissue Viability Society (TVS).Seating and Pressure Ulcers: Clinical Practice Guideline. London: TVS,2009

［58］ Fife C, Yankowsky K, Ayello E,et al. Legal issues in the care of pressure ulcer patients: Key concepts for healthcare providers—A consensus paper from the International Expert Wound Care Advisory Panel. Advances in Skin & Wound Care, 2011,9: 493-507

［59］ Krapfl L, Gray M. Does regular repositioning prevent pressure ulcers? .Journal of Wound, Ostomy and Continence Nursing, 2008, 35(6): 571-577

［60］ Michael S, Porter D, Pountney T.Tilted seat position for non-ambulant individuals with neurological and neuromuscular impairment: a systematic review. Clinical Rehabilitation, 2007, 21(12): 1063-1074

［61］ van Lis M,van Asbeck F, Post M. Monitoring healing of pressure ulcers: a review of assessment instruments for use in the spinal cord unit. Spinal Cord, 2010,48(2): 92-99

［62］ de Laat E,Scholte op Reimer W, van Achterberg T. Pressure ulcers: diagnostics and interventions aimed at woundrelated complaints: a review of the literature. Journal of Clinical Nursing, 2005, 14(4): 464-472

［63］ Shea J. Pressure sores: classification and management. Clinical Orthopaedics and Related Research, 1975,112: 89-100

［64］ National Pressure Ulcer Advisory Panel (NPUAP).Pressure ulcers prevalence, cost and risk assessment: consensus development conference statement. Decubitus, 1989,2(2): 24-28

［65］ European Pressure Ulcer Advisory Panel (EPUAP). Pressure Ulcer Treatment Guidelines. EPUAP,1998

［66］ Kottner J, Raeder K, Halfens R,et al. A systematic review of interrater reliability of pressure ulcer classification systems. Journal of Clinical Nursing, 2009, 18(3): 315-336

［67］ Ankrom M, Bennett R, Sprigle S, National Pressure Ulcer Advisory Panel (NPUAP), et al. Pressure-related deep tissue injury under intact skin and the current pressure ulcer staging systems. Advances in Skin & Wound Care, 2005,18(1): 35-42

［68］ Panel on the Prediction and Prevention of Pressure Ulcers in Adults. Pressure Ulcers in Adults: Prediction and Prevention. Clinical Practice Guideline, No. 3. AHCPR Publication No. 92-0047. 1992, Rockville, MD: Agency for Health Care Policy and Research (AHCPR)

［69］ Girouard K, Harrison M, Van Den Kerkof E. The symptom of pain with pressure ulcers: a review of the literature. Ostomy Wound Management, 2008, 54(5): 30-40

［70］ Gorecki C, Closs J, Nixon J,et al. Patient-reported pressure ulcer pain: A mixed-methods systematic review. Journal of Pain and Symptom Management, 2011,42(3): 443-459

［71］ Dallam L, Smyth C, Jackson B,et al. Pressure ulcer pain: assessment and quantification. J WOCN, 1995,22(5): 211-218

［72］ Pieper B, Langemo D, Cuddigan J. Pressure ulcer pain: a systematic literature review and national pressure ulceradvisory panel white paper. Ostomy Wound Management, 2009, 55(2): 16-31

［73］ Wong D, Hockenberry-Eaton M, WilsonD,et al. Wong's Essentials of Pediatric Nursing. 6 ed. St. Louis: Mosby Inc,2001

［74］ Melzack R. The McGill Pain Questionnaire: Major properties and scoring methods. Pain, 1975, 1: 277-299

［75］ Merkel S, et al. The FLACC: A behavioral scale for scoring postoperative pain in young children. Pediatr Nurse, 1997,23(3): 293-297

［76］ Malviva S, Voepel-Lewis T, Burke C,et al. The revised FLACC observational pain tool: improved reliability and validity for pain assessment in children with cognitive impairment. Paediatr Anaesth, 2006, 16(3): 258-265

［77］ Krechel S, Bildner J.CRIES: a new neonatal postoperative pain measurement score - initial testing of validity and reliability. Paediatric Anaesthesia, 1995,5: 53-61

［78］ International Association for the Study of Pain. The Faces Pain Scale - Revised. University of Saskatachewan, 2001 [cited 2011 May] [Available from: http://www.usask.ca/childpain/fpsr/]

［79］ World Health Organization (WHO). Cancer pain relief and palliative care. Report of a WHO expert committee (World Health Organization Technical Report Series, 804).Geneva : WHO, 1990

［80］ World Health Organization (WHO).Cancer Pain Relief:With a Guide to Opioid Availability. 2 ed. Geneva: WHO, 1996 .http://whqlibdoc.who.int/publications/9241544821.pdf

［81］ Jacobsen J. Topical Opioids for Pain. Fast Facts and Concepts #185. 2007. [cited 2001 May],Medical College of Wisconsin End of Life/Palliative Research Centre. [Available from: http://www.eperc.mcw.edu/fastFact/ff_185.htm]

［82］ Reddy M, Gill S, Kalkar S,et al. Treatment of pressure ulcers: a systematic review. JAMA, 2008, 300(22): 2647-2662

［83］ Gray M.Does oral supplementation with vitamins A or E promote healing of chronic wounds? Journal of Wound Ostomy and Continence Nursing ,2003, 30(6): 290-294

［84］ Gray M ,Ratliff C, Whitney J. Is hyperbaric oxygen therapy effective for the management of chronic wounds?. Journal of Wound, Ostomy and Continence Nursing, 2006,33(1): 21-25

［85］ Gray M , Whitney J. Does vitamin C supplementation promote pressure ulcer healing? J Wound Ostomy Continence Nurs, 2003,30(5): 245-249

［86］ Gray M. Does oral zinc supplementation promote healing of chronic wounds? J Wound Ostomy Continence Nurs, 2003,30(6): 295-299

［87］ Moore Z, Cowman S. Repositioning for treating pressure ulcers. Cochrane Database of Systematic Reviews, 2009, 2(CD006898)

［88］ Konig M , Vanscheidt W, Augustin M,et al. Enzymatic versus autolytic debridement of chronic leg ulcers: a prospective randomised trial. Journal of Wound Care, 2005, 14(7): 320-323

［89］ Enoch S, Harding K. Wound Bed Preparation.Wound Debridement Wounds, 2003, 15(7). [available: http:// www.medscape.com/ viewarticle/459733_6]

［90］ Falabella A, Carson P, Eaglstein W,et al.The safety and efficacy of a proteolytic ointment in the treatment of chronic ulcers of the lower extremity. Journal of the American Academy of Dermatology, 1998,39(5 Pt 1): 737-740

［91］ Moore Z, Cowman S. A systematic review of wound cleansing for pressure ulcers. Journal of Clinical Nursing, 2008,17(15): 1963-1972

［92］ Vermeulen H, Westerbos S, Ubbink D. Benefit and harm of iodine in wound care: A systematic review. J. Hosp. Infect., 2010, 76(3): 191-199

［93］ Smith, Nephew. Cadexomer Iodine Dressings. Smith & Nephew,2010. [cited 2010 August].[Available from: http://wound.smith-nephew.com/au/Standard.asp?NodeId=3821]

［94］ Jull A, Rodgers A, Walker. N.Honey as a topical treatment for wounds Cochrane Database of Systematic Reviews, 2008,4

［95］ Gethin G, Cowman S. Manuka honey vs. hydrogel--a prospective, open label, multicentre, randomised controlled trial to compare desloughing efficacy and healing outcomes in venous ulcers. Journal of Clinical Nursing, 2009, 18(3): 466-474

［96］ Jull A, Walker N, Parag V,et al. On behalf of the Honey as Adjuvant Leg Ulcer Therapy trial collaborators, Randomized clinical trial of honey-impregnated dressings for venous leg ulcers. British Journal of Surgery, 2008,95(2): 175-182

［97］ White R, Cutting K. Exploring the Effects of Silver in Wound Management - What is Optimal? .Wounds, 2006,18(11): 307-314

［98］ O'Meara S, Al-Kurdi D, Ovington L. Antibiotics and antiseptics for venous leg ulcers. Cochrane Database of Systematic Reviews, 2010, 1

［99］ Haller G, Faltin-Traub E, Faltin D,et al. Oxygen embolism after hydrogen peroxide irrigation of a vulvar abscess. Br J Anaesth, 2002, 88: 597-599

［100］ Henley N, A D, Kaehr D,et al.Air Embolism associated with irrigation of external fixator pin sites with hydrogen peroxide. The Journal of Bone and Joint Surgery, 2004, 86: 821-822

［101］ Brennan S , Leaper D. The effect of antiseptics on the healing wound: a study using the rabbit ear chamber. British Journal of Surgery, 1985, 72(10): 780-782

［102］ Lineaweaver W, Howard R, Soucy D,et al.Topical antimicrobial toxicity. Archives of Surgery, 1985, 120(3): 267-270

［103］ Sleigh J, Linter S. Hazards of hydrogen peroxide. British Medical Journal, 1985, 291(6510): 1706

［104］ Ward R, Saffle J. Topical agents in burn and wound care. Physical Therapy, 1995, 75: 526-5381

［105］ NSW Health. NSW Health factshhet: Antibiotic use. NSW Health,2005 [cited 2010 August]. [Available from: http://www.health.nsw.gov.au/factsheets/general/antibiotic_use.html]

［106］ Meaume S, Ourabah Z, Cartier H, et al. Evaluation of a lipidocolloid wound dressing in the local management of leg ulcers. Journal of Wound Care, 2005,14(7): 329-334

［107］ Bouza C, Saz Z, Munoz A,et al. Efficacy of advanced dressings in the treatment of pressure ulcers: a systematic review. Journal of Wound Care, 2005, 14(5): 193-199

［108］ Bradley M, Cullum N, Nelson E, et al. Systematic reviews of wound care management (2): Dressings and topical agents used in the healing of chronic wounds. Health Technology Assessment), 1999, 3(17 Pt 2): 1-35

［109］ Heyneman A , Beele H, Vanderwee K, et al. A systematic review of the use of hydrocolloids in the treatment of pressure ulcers. Journal of Clinical Nursing, 2008,17(9): 1164-1173

［110］ Reid J, Morison M. Towards a consensus: classification of pressure sores. Journal of Wound Care, 1994, 3: 157-159

［111］ Bergstrom N, Allman R, Alvarez O,et al. Treatment of Pressure Ulcers Clinical Practice Guideline, No15. AHCPR Publication No. 95-0652. Rockville, MD: US Department of Health and Human Services, Public Health Service, Agency for Health Care Policy and Research, 1994.[http://www.ahcpr.gov]

［112］ Ubbink D,Westerbos S, Nelson E,et al. A systematic review of topical negative pressure therapy for acute and chronic wounds. British Journal of Surgery, 2008, 95(6): 685-692

［113］ Vikatmaa P, Juutilainen V, Kuukasjarvi P, et al. Negative pressure wound therapy: a systematic review on effectiveness and safety. European Journal of Vascular and Endovascular Surgery, 2008,36(4): 438-448

［114］ Xie X, McGregor M, Dendukuri N. The clinical effectiveness of negative pressure wound therapy: a systematic review. Journal of Wound Care, 2010, 19(11): 490-495

［115］ Van Den Boogaard M,De Laat E, Spauwen P,et al.The effectiveness of topical negative pressure in the treatment of pressure ulcers: A literature review. European Journal of Plastic Surgery, 2008, 31(1): 1-7

［116］ Sullivan N, Snyder D, Tipton K,et al.Negative Pressure Wound Therapy Devices Technology Assessment Report. Rockville, MD: Agency for Healthcare Research and Quality (AHRQ), 2009.[http://www.ahrq.gov/ clinic/ta/negpresswtd/npwtd02.htm.]

［117］ Junger M,Arnold A, Zuder D, et al. Local therapy and treatment costs of chronic, venous leg ulcers with electrical stimulation (Dermapulse): a prospective, placebo controlled, double blind trial. Wound Repair & Regeneration, 2008,16(4): 480-487

［118］ Gardner S,Frantz R,Schmidt F. Effect of electrical stimulation on chronic wound healing: a meta-analysis. Wound Repair and Regeneration, 1999,7(6): 495-503

［119］ Watson T. Electrical therapy on the web: an educational resource: contraindications. Physio Med,2010. [cited 2011 August]. [Available from: http://www.electrotherapy.org/modalities/contragrid.htm.]

［120］ McGaughey H, Dhamija S,Oliver L,et al. Pulsed electromagnetic energy in management of chronic wounds: a systematic review. Physical Therapy Reviews, 2009, 14(2): 132-146

［121］ Ravaghi H, Flemming K, Cullum N,et al. Electromagnetic therapy for treating venous leg ulcers. Cochrane Database of Systematic Reviews, 2006, 2(CD002933)

［122］ Aziz Z, Flemming K,Cullum N,et al. Electromagnetic therapy for treating pressure ulcers. Cochrane Database of Systematic Reviews, 2010, 11(CD002930)

［123］ Dbaly J. Pulsed electromagnetic field therapy: The best option for many patients. Swiss Medical Tribune, 2005

［124］ Energy Medicine Developments. The Ener Med therapy. 2004, EMD

［125］ Akbari Sari A,Flemming K,Cullum N,et al.Therapeutic ultrasound for pressure ulcers. Cochrane Database of Systematic Reviews, 2006, 3(CD001275)

［126］ Soban L, Hempel S, Munjas B,et al. Preventing pressure uclers in hospitals: A systematic review of nurse-focussed quality improvement interventions. Joint Commission Journal on Quality and Patient Safety, 2011, 37(6): 245-16AP(-228)

［127］ Dunk A, Arbon P.Is it time for a new descriptor 'pressure injury': a bibliometric analysis. Wound Practice and Research, 2009,17(4): 201-207

［128］ Fleurence R. Cost-effectiveness of pressure-relieving devices for the prevention and treatment of pressure ulcers. Int J Technol Assess Health Care, 2005, 21(3): 334-341

［129］ Legood R, McInnes E. Pressure ulcers: guideline development and economic modelling. Journal of Advanced Nursing, 2005, 50(3): 307-314

［130］ Clark M. Pressure ulcers and quality of life. Nurs Stand, 2002,16: 74-80

［131］ Al-Kurdi D,Bell-Syer S E, Flemming K. Therapeutic ultrasound for venous leg ulcers. Cochrane Database of Systematic Reviews, 2008,1(CD001180)

［132］ Kopera D, Kokol R, Berger C,et al. Does the use of low-level laser influence wound healing in chronic venous leg ulcers? .Journal of Wound Care, 2005,14(8): 391-394

［133］ Robson M,Phillips T, Falanga V,et al.Randomized trial of topically applied repifermin (recombinant human keratinocyte growth factor-2) to accelerate wound healing in venous ulcers. Wound Repair & Regeneration, 2001,9(5): 347-352

［134］ Robson M,Phillips T, Falanga V,et al.Randomized trial of topically applied repifermin (recombinant human keratinocyte growth factor-2) to accelerate wound healing in venous ulcers. Wound Repair & Regeneration, 2001,9(5): 347-352

［135］ da Costa R,F R J, Aniceto C,et al. Double-blind randomized placebo-controlled trial of the use of granulocytemacrophage colony-stimulating factor in chronic leg ulcers. American Journal of Surgery, 1997,173(3): 165-168

［136］ da Costa R, F R J, Aniceto C, et al.Randomized, double-blind, placebo-controlled, dose-ranging study of granulocyte-macrophage colony stimulating factor in patients with chronic venous leg ulcers. Wound Repair & Regeneration, 1999,7(1): 17-25

［137］ Mölnlycke Health Care. Xelma What is the extracellular matrix? Mölnlycke Health Care,2009. [cited 2010 October].[Available from: http://www.xelma.com/en/What-is-Xelma/What-is-the-extracellular-matrix/]

［138］ Falanga V,Carson P, Greenberg A, et al. Topically applied recombinant tissue plasminogen activator for the treatment of venous ulcers. Preliminary report Dermatologic Surgery, 1996, 22(7): 643-644

［139］ Black J, Edsberg L, Baharestani M, National Pressure Ulcer Advisory Panel (NPUAP),et al. Pressure Ulcers: Avoidable or Unavoidable? Results of the National Pressure Ulcer Advisory Panel Consensus Conference. Ostomy Wound Management, 2011, 57(2): 24-37

［140］ Prentice J,Stacey M, Lewin G. An Australian model for conducting pressure ulcer prevalence surveys.Prim Intention,2003, 11(2): 87-88,90-91,93-96,98-100,102-109

［141］ Wilson J,O'Donnell M,McAuliffe L, et al. Assessment of Pain in Older Adultis with Dementia in Acute, Sub Acute and Residential Care. Canberra: Australian Centre of Evidence Based Aged Care (ACEBAC) and Royal College of Nursing Australia (RCNA),2008